# Comida sana

# Comida sana

**Mª JOSÉ Rosselló**
**MANUEL Torreiglesias**

PLAZA & JANÉS EDITORES, S.A.

⊞ DeBOLS!LLO

**Diseño de portada**
OZONO

**Fotografía de portada**
Amaya Aznar del Valle

**Diseño y maquetación interiores**
OZONO

**Fotografías de interiores y de portada**
Isabelle Rozenbaum & Fréderic Cirou

**Primera edición: febrero, 2001**
**Segunda edición: marzo, 2001**

**Printed in Spain - Impreso en España.**

**ISBN: 84-8450-434-4**

**Depósito Legal: B. 14.362 - 2001**

**Impreso en EGEDSA**
Sabadell (Barcelona)

P 8 0 4 3 4 4

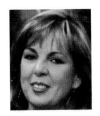

**María José Rosselló Borredá** *nació en Barcelona. Ingeniero Químico por el Instituto Químico de Sarriá. Ingeniero del Medio Ambiente, Ecología y Gestión Ambiental. Especialista en Dietética, con un extenso historial de especialidades en los más variados campos de la Nutrición Humana. Directora del «Curso de Posgrado de Nutrición y Dietética» en la Universidad Autónoma de Barcelona. Profesora de Nutrición y Dietética en la Escuela de Enfermería Gimbernat de la UAB. Miembro de la Sociedad Española de Nutrición, de la Asociación Catalana de Ciencias de la Alimentación y de la Sociedad Española de dietética. Realizó divulgación de la Dietética en prensa, radio y televisión. Interviene como especialista de nutrición en el programa «El Suplement» de Catalunya Radio y en la serie «Saber Vivir» de La Primera (TVE).*

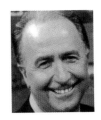

**Manuel Torreiglesias** *nació en Pontedeume (A Coruña). Periodista y licenciado en Filosofía. Es autor, director y presentador de series divulgativas que a lo largo de veinte años vinieron emitiéndose en Televisión Española, Radio Nacional y en la Televisión Gallega. Cabe destacar «Tiempo de vivir», «Escuela de Salud», «Voces sin voz», «Usted por ejemplo», «Boa Saúde», «En Familia» y «Meigas Fóra», series reconocidas con los Premios Joaquín Costa, Ondas, Pro Derechos Humanos, Mejor Labor Audiovisual y el Premio Gallego de Salud, entre otros. Ahora dirige y presenta el espacio «Saber Vivir», que se emite a diario por La Primera y el canal Internacional de TVE.*

# índice general

# presentación

Queremos manifestar media docena de firmes convicciones que explican el sentido de esta *Comida Sana*. Condensan nuestro anhelo de salud para todos, bien que, en gran medida, se conquista haciendo una alimentación personalizada, completa y equilibrada. Decirlas al comienzo es como abrir el corazón del libro, y un poco también el nuestro, porque amamos profundamente todo esto.

En la medida que el ser humano sacia su instinto de comer sin tener en cuenta las necesidades de su organismo, está cometiendo un grave desatino contra las propias leyes de la naturaleza. Por esta razón trascendental, nuestro cuerpo se avería y enferma cuando no lo colmamos de todos los alimentos que necesita. Las leyes de la nutrición son leyes naturales, y cuando no se cumplen, van apareciendo poco a poco goteras de salud, que a no tardar pueden ser muy graves. Entregándose a dietas, hábitos o alimentos raros, que siempre alguien intenta poner de moda, enferma uno el cuerpo.

Obedeciendo a muy complejos designios, el devenir de la especie humana va cambiando sus hábitos, y los de la nutrición también navegan en ese fluctuante mar de dudas, desgracias y conquistas. Por ejemplo, y para no

irnos muy lejos, las legumbres gozaron de gran protagonismo en la mesa de nuestros mayores, y sin embargo, hoy
están muy en desuso, aun siendo un tesoro desde el punto
de vista nutritivo, como se dice en varios momentos de
este libro. Hace falta recuperar saberes tradicionales perdidos para convertirlos en asignatura nueva, sobre todo de
cara al aprendizaje de nuestros hijos. Y además, ante tanto
revoltijo dietético organizado de un tiempo a esta parte, es
necesario poner orden, ofrecer claves de comprensión sen-
cilla, para que todo el mundo pueda comer con salud. En
este hermoso proyecto de educación popular, personal y
colectiva estamos.

Porque dejando de lado cualquier arrogante personalismo,
nos guió el espíritu de servicio. Desde el primer instante
tuvimos como principal objetivo el proyecto de ofreceros
algo útil y práctico, un libro que a la vez os anime y ayude
a estar sanos. Si le concedéis la importancia de tenerlo a
vuestro lado, en la cocina o en algún sitio predilecto, para
leerlo y practicarlo con mayor facilidad, «convertiréis los
alimentos en vuestra mejor medicina», cumpliendo el sabio
deseo pronunciado hace más de mil años por Hipócrates,
considerado como el padre de la medicina.

En esta magnífica actitud de contribuir a la salud y el bienestar con la nutrición, también deben afanarse la ciencia,
la industria, el mercado y todo el colosal sector agroalimentario, porque cada día tienen que darnos a todos de
comer. Cuando entre la ciudadanía eche más raíces el con-

vencimiento de que una alimentación sana es un pilar seguro de salud, la propia sensibilidad de los consumidores obligará a los sectores mencionados, para que emerjan mercados baratos de productos saludables y biológicos. El campo volverá a sus ciclos naturales de producción y adquirirá la importancia que tiene para la alimentación humana.

Los responsables políticos de la salud y la educación no se pueden quedar atrás. El niño que aprende a comer de modo saludable tendrá menos enfermedades cuando sea mayor. Y al gozar de más salud y bienestar reducirá su consumo de medicinas y hospital. Mira por dónde, la nutrición hasta es un buen negocio para el erario público.

Y salvo contingencias extraordinarias, cada uno es dueño y señor de los alimentos que se lleva a la boca y sólo procederá con sabiduría si posee los conocimientos adecuados. Y ni siquiera vale la excusa del poder adquisitivo, porque la comida barata es muy sana, y ahí están para demostrarlo los mejillones, el pan, las legumbres, la leche y el pescado azul. La nutrición y el estado general del organismo son una apasionante aventura de compromiso personal que merece la pena vivir. Harás un buen negocio convirtiendo este libro en compañero. Es la mejor colaboración que podemos ofrecerte.

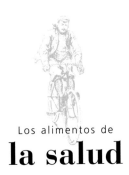

Los alimentos de
# la salud

# 1. la gasolina de nuestro cuerpo

La atenta observación de cualquier ser vivo, por muy insignificante que sea, nos lleva a la conclusión de que el tiempo no pasa en vano por él. En su reloj biológico van sucediéndose momentos de otoño y primavera, de anemia y plenitud, de estar peor y mejor, que transcurren inexorablemente así porque ley de la vida es ir cambiando. Y lo mismo que la planta más frágil, el organismo humano también necesita agua y abono, gasolina en forma de alimentación, tanto para afrontar el momento presente como para disfrutar la vida que está aún por venir.

Porque el simple y a la vez magnífico hecho de vivir, respirar, andar, sentir y trabajar produce un desgaste natural que es necesario reparar al instante justo allí donde se produce la avería, en el rincón íntimo de millones y millones de células que son el soporte de nuestra vida espiritual y biológica. El milagro de esta cotidiana restauración, e incluso en ocasiones de la curación, cuando la salud quiebra, lo hace la nutrición, nuestra alimentación sana.

Pero un trozo de queso, rico en muchas sustancias saludables, no puede alimentar directamente las células; es necesario que antes actúe la digestión, para transformar el queso o cualquier otro alimento en combustible adecuado a la maquinaria y el funcionamiento de nuestro cuerpo. A partir de ahí las sustancias del queso (su valor nutritivo), convertidas en nutrientes, ya están preparadas para actuar en el mantenimiento, la renovación y la reparación celular.

Y si las células no comen directamente alimentos, haremos el mejor negocio de nuestra vida aprendiendo qué nutrientes le sientan de maravilla a nuestro cuerpo, y los alimentos donde podemos encontrarlos. Lo del negocio es porque ninguno le gana en importancia a la salud, y dejándonos seducir por la comida sana hasta podemos ser los más afortunados del mundo. Un sinnúmero de enfermedades o simples trastornos orgánicos se deben también a la falta de nutrientes en células concretas del organismo.

Como son muchísimas las sustancias de los alimentos, se agrupan en cuatro clases, para hacer más sencillo su conocimiento: vitaminas, minerales, agua y los nutrientes llamados principios inmediatos, que abarcan hidratos de carbono (glúcidos o azúcares), proteínas y grasas (lípidos).

Cuando nuestro cuerpo acusa el déficit de alguna sustancia de éstas, lanza inmediatamente una señal de alarma en forma de síntoma, por desgracia muchas veces inapreciable, urgiendo que se le alimente dicha necesidad nutritiva; si la ignoramos, la carencia suele terminar en una enfermedad.

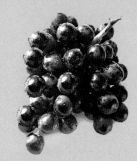

# los hidratos de carbono

## combustible altamente ecológico

Para respirar, correr, bombear sangre al corazón, abrir los ojos, abrazar y mover toda su complejísima y delicada maquinaria, lo primero que necesita el organismo es energía, y hace acopio de ella quemando unos nutrientes que se llaman hidratos de carbono.

A través de este proceso de combustión escrupulosamente limpio y ecológico, y sin dejar ni una mota de residuo, la maquinaria humana fabrica movimiento, trabajo, energía mecánica y hasta amor y pensamiento. A estos nutrientes se les conoce también con el nombre de glúcidos o azúcares, y están considerados científicamente como los pilares de la vida.

Y aún hace falta decir que con la intervención de la función clorofílica estas sustancias nutritivas nos las puso de regalo la madre naturaleza dentro de los vegetales, acumulando en los hidratos de carbono la energía del sol, para que también de ella vivamos. Y que nuestro cuerpo está programado para asimilar con prontitud los hidratos de carbono y transformarlos en glucosa, un sencillo azúcar que siempre está presente en nuestra sangre dándonos la energía constante y necesaria para vivir.

Pero no todos los hidratos de carbono actúan de igual modo en el interior del organismo; dependiendo de su naturaleza se mueven al paso, al trote y al galope. Los más veloces son: el del azúcar, nuestro edulcorante más habitual (sacarosa) el de la leche (lactosa) y el de la fruta (fructosa); van «al galope» y los absorbemos, llegando a la sangre, visto y no visto. Otro grupo está formado por los almidones, que ya son azúcares complejos y de absorción más lenta; van «al trote», y su glucosa pasa con más cautela a la sangre. La despensa de estos carbohidratos está en alimentos tan populares como el pan, todos los cereales, las patatas, las legumbres y las pastas. Y en tercer lugar están los hidratos de carbono que la corriente sanguínea incorpora «al paso», las saludables verduras con altas dosis de fibra, que provoca su lenta absorción.

Conocer estos secretos de los azúcares para no darnos atracones con ellos es de una gran trascendencia: porque el cuerpo no está preparado para emplearlos todos al instante y de golpe como fuente de energía, sólo reserva para ir tirando una pequeña cantidad en el hígado (el glucógeno) y convierte en grasa toda la cantidad restante. De ahí que para no enfadarnos con los kilos (obesidad), que son la puerta de muchas enfermedades, debemos mantener a raya principalmente a los azúcares que dentro del organismo se mueven al galope: la sacarosa, la lactosa y la fructosa.

Una pauta magnífica de salud es ser austeros, desde niños, con todos los azúcares; su abuso también produce gases, a causa de las fermentaciones intestinales, y problemas con la vitamina B1 (tiamina), uno de los árbitros del metabolismo.

Además de aportarnos energía para todo el dinamismo corporal, los carbohidratos nos hacen otros y no menos importantes cometidos: contribuyen, por ejemplo, al desarrollo de la flora microbiana intestinal, necesaria a su vez para fabricar vitaminas; ayudan a quemar las grasas, y evitan que se movilicen las reservas corporales y por tanto que no se deteriore el organismo.

En fin, que sin comer hidratos de carbono no hay dieta equilibrada y sana. Se les concede cada día mayor relevancia. Y la fibra de los alimentos vegetales —cereales, frutos secos, legumbres, frutas y verduras— compuesta en gran parte por hidratos de carbono que no podemos digerir ni asimilar, adquiere relevancia como poderoso escudo protector del cáncer.

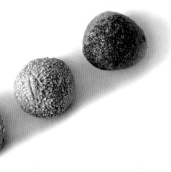

# las proteínas

## ladrillos del organismo

Ya sabemos de dónde sale la energía (carbohidratos y grasa) que mueve la compleja factoría del cuerpo, estupendamente construido por dentro con estructuras o «ladrillos», que a diario, desde que empieza la vida, es imprescindible ir formando, componiendo y reparando. Pues bien, las sustancias nutritivas que constituyen este material de construcción humano son las proteínas, con razón llamadas la materia prima fundamental, ya que ellas solas abarcan el 20 por ciento de nuestra estructura corporal.

Las proteínas resultan imprescindibles para la formación de las células. Aquí están cuatro ejemplos de su vital protagonismo: las proteínas llamadas enzimas son como los guardias de tráfico de las reacciones químicas (toda la actividad celular); otras fijan el oxígeno en la sangre (hemoglobina); le dan fuerza y elasticidad al cabello, a la piel y a los tendones (queratina y colágeno), o defienden el cuerpo ante un agente de enfermedad externo.

Los componentes básicos de las proteínas son los aminoácidos, que o bien nos entran ya formados a través de los alimentos (aminoácidos esenciales), o los manufactura el propio organismo. Están formados por carbono, hidrógeno, oxígeno y nitrógeno, los cuatro elementos cardinales de la vida.

Y otro dato a tener en cuenta es que el organismo humano no procede igual que con los carbohidratos y las grasas; se declara insolvente para hacer reservas de proteínas, es caprichoso y las quiere recientes. Y si no las recibe a través de los alimentos, se las quita a la propia estructura del edificio corporal, con la amenaza que esto supone para su sana integridad. Razón por la cual es saludable repartirnos la comida

a lo largo del día. Las proteínas, además, se gastan con
rapidez. Un ejemplo bien elocuente es el hígado, que en
pocos días renueva sus tejidos
proteínicos. Necesitamos tomar
un gramo de proteína por kilo
de peso al día.

Por suerte para nuestra supervivencia, los aminoácidos
esenciales están tanto en alimentos de origen animal como
en los vegetales. Mezclando
sabiamente todos estos productos que brinda la madre
naturaleza, las distintas culturas humanas del planeta han

desarrollado, como por instinto, tradiciones culinarias que
aseguran a la población un
aporte suficiente de proteína.

Las populares «lentejas con
arroz» de nuestra gastronomía
son un ejemplo de excelente
combinación entre cereales y
legumbres, que da una mezcla
de estupendo valor proteico.
Aunque llamamos proteínas de
alta calidad a las de la leche,
los huevos, las carnes, el pescado y el marisco.

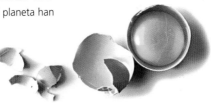

# las vitaminas

llaves de la vida

Hay señales o síntomas, bien conocidos de todos, que indican que alguna vitamina puede no estar a buen nivel dentro del organismo: apatía, insomnio, falta de apetito, irritabilidad, estrés, facilidad para coger infecciones.

Su cometido no es abastecer ni de energía (carbohidratos y grasas), ni de ladrillos o material de construcción (proteínas); las vitaminas son las sustancias nutritivas que le dan a la llave de contacto de las enzimas, complejos orgánicos encargados de catalizar las más complejas reacciones bioquímicas del laboratorio humano. Activan y ponen la vida en marcha; sin su concurso quiebra todo el entramado de la cadena orgánica.

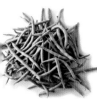

Otra de sus funciones fundamentales es la de ser protectoras: como auténticos escudos amparan a las células y los tejidos de múltiples agresiones.

Tal como las conocemos ahora, las vitaminas fueron sin duda los grandes descubrimientos de este siglo. Se dividen en dos clases: hidrosolubles, que se disuelven en el agua, facilitando de esta forma su transporte por todo el cuerpo (a esta categoría pertenecen las vitaminas del complejo B y la fantástica vitamina C), y la otra clase, llamadas liposolubles (presentes o solubles en grasa), que son las vitaminas A, D, E y K.

Los vegetales son la mina principal de las vitaminas, menos de algunas como la B12, que a pesar de fabricarla unos hongos y ciertas bacterias que viven en tierra de labor, llega a nuestro organismo a través de alimentos de origen animal, y la vitamina D, que además de poder ingerirla en varios productos naturales, también la sintetizamos los humanos con el concurso del sol.

Las tiendas donde encontramos las vitaminas son: las frutas y verduras (principal reserva en vitamina C), todas las carnes, huevos, pescados, lácticos, las semillas y cereales, las legumbres y las levaduras. La flora bacteriana del intestino también es una fábrica de vitaminas (vitamina K). Dentro de nuestro cuerpo, el hígado es el órgano encargado de concentrarlas, almacenando el excedente de vitaminas A, D y B12. La carencia de cualquier vitamina (avitaminosis) es causa de enfermedad y ocasiona lesiones graves.

Las vitaminas son nutrientes muy sensibles, y podemos destruirlas de varias formas:

• Hirviendo excesivamente con burbujeo rápido los alimentos. Se pierden por el calor y por su contacto intenso con el oxígeno, o pasando al agua en su calidad de hidrosolubles.

• Las destruyen factores atmosféricos: la luz, el aire, la humedad.

• Algunos microorganismos.

• Los procesos industriales.

No olvides nunca esta verdad científica: sin vitaminas no podemos tener vida.

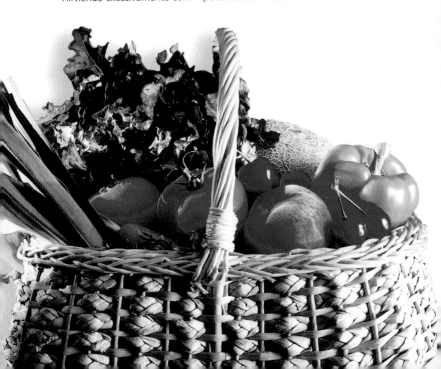

# los minerales

el abono del cuerpo

Forman el grupo de las sustancias inorgánicas, que disueltas en agua (sales minerales) y convertidas en iones o electrolitos, le dan equilibrio saludable al buen estado general de nuestro cuerpo. Aunque falta todavía mucha ciencia para conocer más profundamente todo el bien que nos hacen, ya se ha popularizado el concepto de asociar bocio a carencia de yodo, y anemia a la de hierro, dos minerales que nos aporta la comida.

El 4 por ciento de los tejidos humanos es materia mineral. Según su grado de presencia en el organismo reciben el nombre de macroelementos o mayoritarios (calcio, sodio, magnesio, fósforo...) y el de

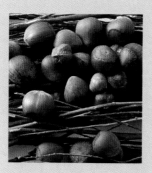

oligoelementos, porque están en muy pequeña cantidad (yodo, hierro, zinc, selenio...).

Una elocuente lista de sus bondades es la siguiente:

• Participan en la formación de hemoglobina, proteína transportadora de la sangre hasta la última célula. Por ejemplo, el hierro es el taxi del oxígeno.

• Participan en la construcción de los tejidos (azufre y magnesio).

• Dan solidez al esqueleto (calcio, fósforo, flúor y magnesio).

• Equilibran el volumen de agua y sangre dentro del organismo (sodio y potasio).

• Regulan el tono muscular, la permeabilidad de las membranas celulares y de las paredes de los vasos capilares.

• Participan en la elaboración y síntesis de hormonas (zinc en la insulina y yodo en las tiroideas).

Debido a que el organismo no puede fabricar elementos tan preciosos (por algo son los minerales de la salud), sólo nos queda la alternativa de dárselos a través de los alimentos.

Fósforo: leche, queso, pescado, marisco, frutos secos, cereales integrales.

Sodio: sal de mesa, anchoas enlatadas, conservas... (los alimentos naturales llevan sal en su composición).

Magnesio: cereales integrales, legumbres, frutos secos, verduras de hoja verde, higos secos.

Yodo: sal de mesa yodada, algas, mariscos y pescados.

Hierro: yema de huevo, carne magra, vísceras, sardinas, verduras de hoja verde.

Potasio: fruta fresca, patatas, aguacates, cítricos, legumbres, semillas.

Calcio: leche y lácteos, sardinas que se comen con raspas (espinas), verduras de hoja verde...

# el agua

El ser humano está sabiamente programado para sobrevivir durante muchas semanas sin probar alimento, pero sin agua en pocos días se extingue. Y porque agua son casi las tres cuartas partes de nuestro cuerpo, somos por encima de todo agua.

La encontramos en el organismo como en tres grandes depósitos: Treinta litros están en el interior de las células haciendo posible la vida de cada una de ellas. Otros diez litros de agua aproximadamente hacen de mar exterior que las baña. Y los tres que restan forman los ríos de suero o plasma sanguíneo por donde navegan todos los nutrientes.

La digestión, la circulación, la absorción de los alimentos, los procesos metabólicos orgánicos, la relación con los tejidos, la excreción del sudor, la orina y las heces, la regulación de la temperatura...Toda esta vital actividad tiene lugar en el elemento agua.

Los tres litros de sangre que tiene el cuerpo de un adulto, pasan una y otra vez por una maravillosa depuradora, «los riñones», que llegan a filtrar un flujo de 170 litros de agua al día; de éstos unos 169, una vez limpios, vuelven al torrente sanguíneo, y el resto se elimina en forma de orina. A través del sudor, la respiración y las heces se pierde casi otro litro diario.

Por todo lo enumerado, es de pura lógica la enorme importancia que tiene para nuestra salud el mantenimiento constante, en cantidad y calidad, del nivel de esta agua orgánica. ¿En qué fuente la abastecemos sin parar? Pues la mayor cantidad en el litro y medio que es necesario beber cada día. Otra partida nos llega a través de los propios alimentos.

Somos la planta más importante de nuestra casa, y siempre debemos estar colmados de agua. Empezar a secarnos es comenzar a envejecer y a enfermar.

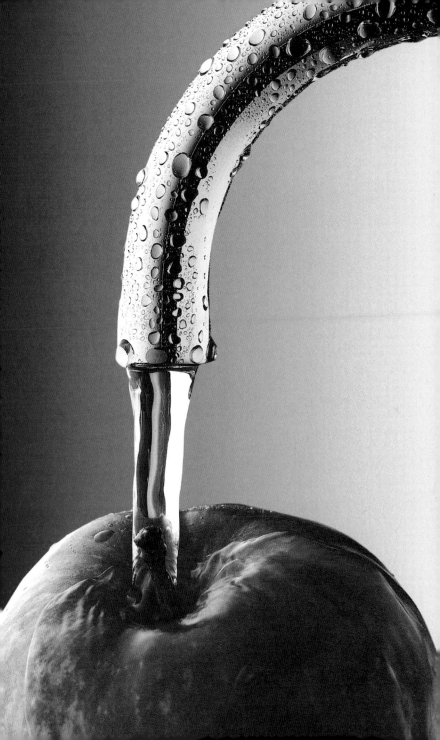

## 2. Lo sano es **comer de todo**

Con igual categoría que la propia vida humana, la alimentación que la sostiene en pie es igualmente misteriosa y apasionante. Refrenda esta afirmación un hecho singular: poniendo encima de la mesa los cientos de manjares que existen sobre la faz de la tierra, uno nada más reúne todas las sustancias nutritivas que el organismo humano necesita para vivir: la leche materna. Al resto de comida, de origen animal y vegetal, industrial y casera, le faltarán muchos o pocos materiales de los anteriormente descritos, que son imprescindibles para la salud y la vida.

A partir del momento que uno ya no es un bebé lactante, de la mano de su madre comienza un hermoso proyecto de subsistencia, que no se podrá abandonar día y noche hasta la muerte. Empieza a ser corresponsable del instinto de comer. Sin lugar a dudas el más definitivo, porque no satisfecho adecuadamente se convierte en enfermedad. Es cuando a la compleja maquinaria de nuestro cuerpo le falta gasolina, y a duras penas puede trabajar, crear, amar y soñar.

Que levante, pues, la mano quien se atreva a poner en tela de juicio la enorme trascendencia que tiene el orientarse bien en la vida para saber comer. Entrando en la senda de los alimentos, para ir recolectando los nutrientes que nuestro cuerpo precisa: hidratos de carbono, grasas, proteínas, vitaminas, minerales y agua.

Quien pudiendo comer correctamente ni se plantea que esto es algo imprescindible para su salud, y no hace una dieta variada, come abusivamente y sin cordura o no le da suficiente alimento al cuerpo, tarde o temprano acaba pagando esta irracional actuación en la cama de un hospital. E inexplicablemente sin sentido e injusto es que en los países desarrollados, donde sobran la ciencia y la comida, la gente enferma principalmente por su mala nutrición. Sufrimiento aparte, curarla nos resulta carísimo a todos.

Y no hay un idéntico modelo de dieta estupenda para todo el mundo. El organismo humano es lo más individual que existe, y en consecuencia su hambre de comida está condicionada por muchos factores: edad, sexo, estatura, complexión corporal, genética, tipo de ocio y trabajo, preocupaciones, salud y enfermedad... No deben alimentarse igual un niño y un anciano, la embarazada sana y otra que es diabética, el oficinista, el parado y el minero...

Ahí arranca el singular toque personal de la alimentación humana. Y ésa es la magnitud de su grandeza: tener en la mano la firme posibilidad de darle buen trato al cuerpo con todos los alimentos que haga falta. De nuestra parte ya están dos incuestionables certezas científicas: comer sano es barato, y en la variedad no sólo está el gusto, sino también la salud.

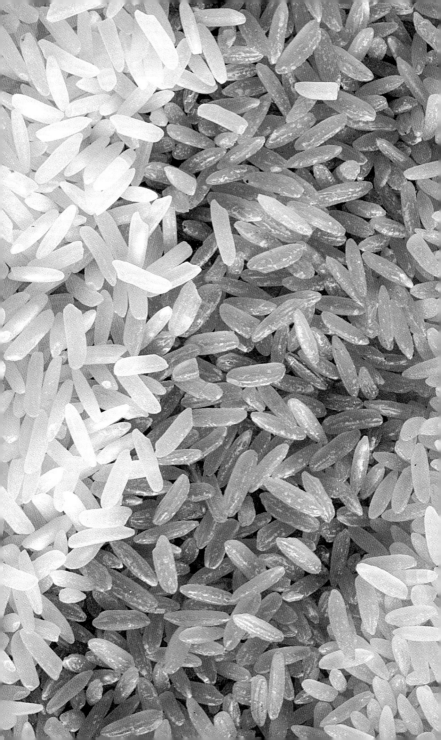

# el pan, el arroz, las pastas

## y resto de cereales

Debido a la influencia de la moda, que nos quiere vender un absurdo modelo de cuerpos esqueléticos, el pan de toda la vida, marcado con el sambenito de que engorda, ha ido perdiendo protagonismo en nuestra mesa.

Nunca antes se vio nada así, y los cereales fueron durante siglos y siglos la base de una buena alimentación para toda la humanidad. Ahí están, plasmadas en obras de arte, las imágenes espléndidas y atléticas de antiguos mediterráneos, griegos y romanos, que a diario se alimentaban principalmente de cereales.

Estos imprescindibles alimentos se componen de carbohidratos (almidones), vitaminas del grupo B, fibra, sales minerales (calcio, hierro, fósforo, zinc...) y proteínas, que hacen muy buenas migas con las de origen animal, y mejor aún con las vegetales de las legumbres.

Gran sabiduría la de nuestras abuelas al combinarlos en los buenos cocidos tradicionales.

El pan blanco común, fabricado con harinas refinadas, pierde en este proceso de refinado parte de los nutrientes que llevaba el cereal en su salvado: vitaminas, minerales y fibra. Los cereales integrales y sus derivados conservan todas estas sustancias nutritivas.

El trigo, el centeno, la avena y la cebada contienen gluten, un tipo de proteína que no deben tomar los niños de pocos meses ni quienes padecen la enfermedad celiaca.

Las calorías que nos dan los cereales engordan menos y sacian más. Por esta razón la pasta, mundialmente en alza, es plato obligado en la dieta de los grandes deportistas, que recuperan así los buenos hábitos dietéticos de los primeros atletas.

# la leche

y sus derivados

Son los alimentos que más sustancias nutritivas reúnen; tomarlos es una garantía de buena nutrición a cualquier edad.

• Los lácteos aportan proteínas de valor equiparable a la carne, los huevos y el pescado.

• Nos dan un calcio que nuestro organismo absorbe mejor que el encontrado en otros alimentos. Imprescindible en la infancia, la adolescencia, el embarazo, la lactancia y después de la menopausia, período en el que se producen carencias importantes de este mineral (osteoporosis), así como para la gente mayor, tanto hombres como mujeres.

• Llevan importantes cantidades de vitaminas A, D y del grupo B.

• El queso y los derivados lácteos conservan todas estas sustancias nutritivas concentradas.

• La intolerancia al azúcar de la leche (lactosa) se resuelve con yogures, estupendos para regenerar la flora intestinal y prevenir infecciones intestinales.

• A quienes no toleran la grasa de la leche les conviene tomar estos productos desnatados.

• Como es sabido, la leche y sus derivados pueden cocinarse en cremas, salsas, pastas, croquetas, natillas, purés...; varían, alegran y enriquecen la comida diaria en las más diversas culturas del mundo.

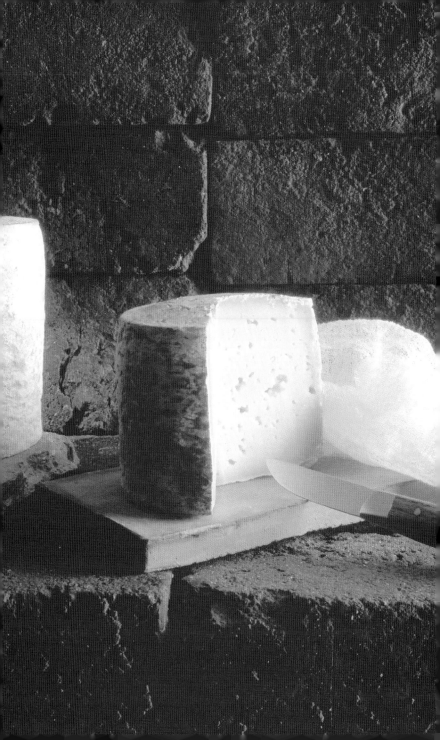

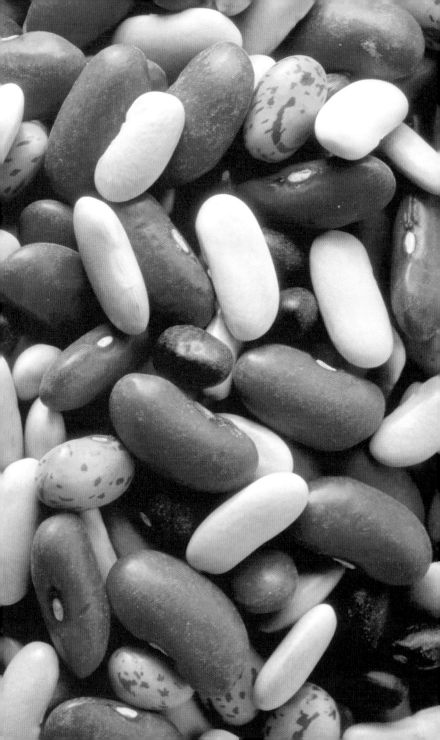

lo sano es
# las legumbres
**comer de todo**

Son las lentejas, los garbanzos, las habas, los guisantes, las alubias y la soja una pandilla de alimentos humildes, saludables cien por cien.

La modernidad les viene haciendo el mismo desprecio que al pan, retirarlas de la mesa porque son la «carne de los pobres». Y, ay, cuántas obesidades fabricadas por la grasa animal sanarían, qué número incalculable de cánceres digestivos no existirían, si de nuevo volviésemos a la cuchara para comer legumbres estofadas sin grasa, como antes a lo pobre, pero a lo sano.

Contienen proteínas de mucha calidad. Toda la moderna nutrición para enfermos, deportistas y ayuda alimentaria, en situaciones de urgente supervivencia, se elabora con proteínas de soja, que cubren perfectamente las necesidades humanas.

• Alto valor en carbohidratos, y baja dosis de grasa.

• Como todos los vegetales, no tienen colesterol.

• Fuente magnífica como pocas de fósforo, hierro, zinc, potasio y vitaminas del grupo B.

• Las legumbres nos dan fibra en abundancia, arreglan el estreñimiento y previenen los cánceres del aparato digestivo.

Les dejaremos una buena herencia, iniciando en su aprecio y sabor a nuestros hijos. Acostumbrándoles a comerlas estofadas, en tortilla, puré, guarnición o ensalada, y recuperándolas como plato principal varios días a la semana. Aún tenemos entre nosotros venerables y saludables ancianos, casi centenarios, que recuerdan haberse alimentado de legumbres a diario, durante su infancia y juventud.

# y frutas

Qué excepcional don es tener la huerta en casa. Como nos sucede afortunadamente en España, la suerte del acceso fácil a este prodigioso grupo de alimentos, que la ciencia más vanguardista coloca a la cabeza de la salud. Lo dicen con rotundidad múltiples estudios internacionales de investigación contra el cáncer: «... el 30 por ciento de los tumores malignos están relacionados con la mala alimentación».

Otros trabajos estadísticos y científicos coinciden en el siguiente dato: los pueblos bien alimentados con verduras, hortalizas y frutas tienen menos riesgo de enfermar por cáncer. Así es, los productos de la huerta protegen y defienden como ningún otro nuestro organismo. La familia de las coles, los cítricos y en general todos los vegetales (zanahoria, tomate, uvas...) forman un poderosísimo ejército que tiene como misión proteger y defender nuestra salud.

• Nos ofrecen hidratos de carbono, vitaminas, minerales, agua y, sobre todo, fibra.

• Su cantidad de grasa es inapreciable, y su riqueza en vitaminas es altísima, en especial de vitamina C y carotenos (provitamina A), ambas de alto poder antioxidante, preventivo por tanto del envejecimiento.

• Hay que comer por lo menos dos piezas de fruta al día. La hora favorita de tomarlas es cuando mejor le sienten a uno, no tiene porqué ser de postre. Igual que el agua, los zumos en ayunas limpian el organismo.

• La cocción al vapor es la manera más saludable de cocinar las hortalizas, porque pierden menos vitaminas, pero además siempre deben estar presentes en nuestra mesa crudas, en forma de ensalada.

• Los licuados de frutas y verduras, con todas sus vitaminas, son un compendio excepcional de vida y salud.

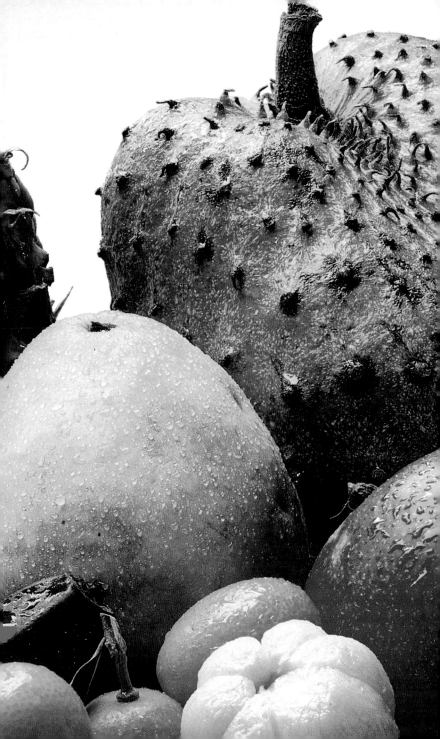

# la carne

Es una constante mundial: a más nivel de vida, mayor consumo de carne, que es junto con el pescado caro la proteína de los ricos. Y será un alarde de poderío vital hincarle todos los días el diente a enormes solomillos, pero en absoluto es un hábito sano.

Sobre todo porque con las carnes se cometen en la actualidad dos abusos: las raciones son exageradamente desproporcionadas a las necesidades de nutrientes que demanda el organismo humano, y esta gula carnicera dispara el consumo de grasas saturadas, muy perjudiciales para la salud.

Entendemos por productos cárnicos las partes comestibles de los animales consumidos por el hombre, desde los músculos a las vísceras, pasando por todas sus variadas elaboraciones, como los tradicionales embutidos y los modernos patés.

• El valor nutritivo de todas las carnes es muy parecido; sin embargo, su cantidad de grasa varía entre el 4 y el 25 por ciento.

• El cerdo es un caso aparte, y dependiendo de la edad y crianza del animal, su carne magra puede tener menos grasa que la de vaca o cordero. Por su riqueza en ácido oleico monoinsaturado, de composición parecida al aceite de oliva, esta grasa no es tan enemiga de nuestro aparato cardiovascular. Por esta razón los nutriólogos le llaman al cerdo «olivo con patas». Su jamón es fuente de minerales (zinc, hierro...) y vitaminas del grupo B. Pero quede claro: nunca será igual un trozo magro de cerdo que sus embutidos, porque algunos están elaborados con un 70 por ciento de grasa.

• Las vísceras (hígado, corazón...) tienen proteínas, mucho hierro, vitamina B y muchísimo colesterol. Por eso hay que perder la costumbre de darle sesos a los niños, y moderar el consumo de los productos modernos elaborados con estas partes de los animales.

• Las aves guardan la grasa en la piel, y pueden guisarse sin ella.

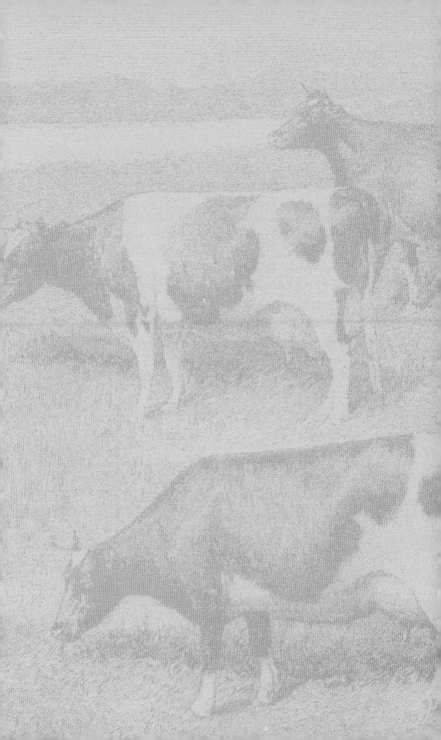

# los pescados

y mariscos

Desde los más prestigiosos santuarios de la ciencia mundial recomiendan la ingesta de pescado y marisco como un puntal de la salud. Ya no hay duda, sus proteínas compiten en valor nutritivo con las de la carne, la grasa no es saturada, tiene menos colesterol y le dan poco trabajo al estómago a la hora de hacer la digestión.

El último grito saludable del mar son los ácidos grasos omega-3 de los pescados, que se caracterizan por ser especialmente amigos de nuestro corazón y de todo el aparato cardiovascular, hasta tal punto que las autoridades sanitarias de muchos países recomiendan comer pescado para hacer acopio de ellos.

Por la vitamina D que tiene el pescado tomado con perseverancia, aseguramos una buena calcificación de los huesos. Junto con los productos lácteos, son el alimento que aporta mayor cantidad de vitaminas A y D.

Pero si algo debe destacarse como singular en los productos del mar, eso es el aporte de yodo que nos regalan. Sin este nutriente, el organismo humano no se desarrolla ni física ni intelectualmente de manera correcta.

Sólo asombro muy gratificante produce la baja tasa en cáncer de mama de las mujeres japonesas, un pueblo tradicionalmente ictiófago (comedor de pescado), austero en el consumo de carne.

Además de ser ricos en los nutrientes del pescado, no en vano todos nacen y viven del mar, los mariscos, crustáceos (langosta, nécora, gambas, langostino...) y moluscos (mejillones, almejas, ostras, vieiras...) son los alimentos con mayor concentración de minerales y oligoelementos: calcio, fósforo, hierro, zinc, selenio, yodo...

• Fresco, congelado, en aceite o salazón, hay que comer pes-

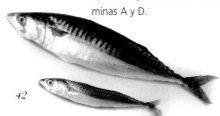

cado cuatro veces a la semana por lo menos.

• El azul (jurel, sardina, caballa, atún, salmón...) da más calorías, pero también más proteínas, vitaminas y minerales que el blanco (pescadilla, merluza, lenguado, bacalao...), aunque su grasa insaturada le sienta de maravilla a la circulación.

• Casi todos los pescados son igualmente ricos en vitaminas del grupo B, vital para la formación de glóbulos rojos y el sistema nervioso.

• El pescado menudo y barato, que se come entero, lleva calcio en la espina.

• Si la cadena del frío no se rompe, el pescado congelado tiene las mismas sustancias nutritivas que el fresco.

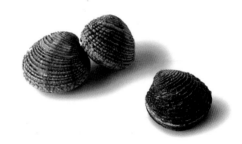

Pesa sobre ellos el terror del colesterol y tienen injusta mala fama. Son ricos, baratos, populares y nutritivos, un alimento redondo. Y aún más saludables cuando no van en compañía de chorizo, jamón y otros productos animales grasos.

La clara contiene prácticamente sólo proteínas, más completas que las del pescado, la carne y la leche. En la yema hay además grasa, minerales (hierro), vitaminas (A y del grupo B) y colesterol.

• Entre los de consumo humano, el más pequeño es el de codorniz, y el de gansa, que pesa un cuarto de kilo, era el campeón, ahora destronado con la nueva competencia de los que pone el avestruz.

• El color de la cáscara (riquísima en calcio) no guarda ninguna relación con su valor nutritivo. Únicamente señala la raza de la gallina que lo ha puesto.

• Al desparramarlo en el plato, el huevo fresco se distingue por una yema bien abultada y clara espesa, recogida alrededor de la yema. Cocido sabemos que es fresco cuando la yema queda en el centro, en los pasados aparece cerca de la cáscara.

• Un detalle a observar en el momento de la compra es la completa integridad del cascarón; por la más pequeña fisura pueden pasar al interior gérmenes que lo contaminen.

Como regla general, y tratándose de gente sana, no conviene tomar más de cuatro huevos frescos a la semana.

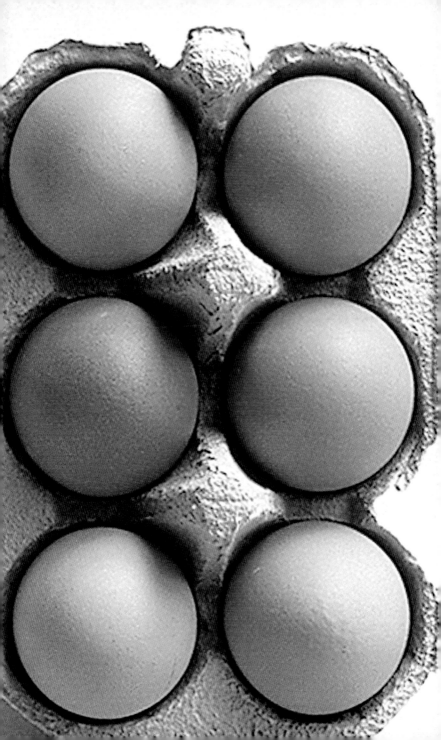

# y aceites

Ha tomado cuerpo en la opinión de la calle la cultura de relacionar enfermedades muy concretas con el exceso de grasa en las comidas: arteriosclerosis (arterias cegadas por ateromas, material graso), todo el cuadro de dolencias cardíacas, obesidad, determinados tipos de cáncer... Y no le falta fundamento científico a esta corriente de opinión pública.

Pero es necesario añadirle rigor, porque no todas las grasas son potencialmente insanas, y tampoco es saludable dejar a nuestro cuerpo totalmente ayuno de estas sustancias, que nos aportan energía y otros nutrientes buenos para la química del organismo: «sin grasa no hay vida». Como actitud general, ante las grasas debemos tener mucha cautela para controlar su exceso, pero de ningún modo miedo.

Nuestra despensa de grasa son los animales y los vegetales. La de procedencia animal (tocino, sebo, mantequilla...) tiene sobre todo ácidos grasos saturados, vitamina A y algo de colesterol, que en pequeñas dosis también le hace falta a nuestro organismo. Las de origen vegetal, con ácidos grasos insaturados, forman el magnífico grupo de los aceites, sensacionales protectores de nuestro sistema cardiovascular, que además son la fuente principal de la vitamina liposoluble E.

Conviene saber que al quitarle la grasa a la leche (yogures desnatados) también se le van las vitaminas A y D. Por esta razón, si no es por indicación médica o por alguna causa orgánica justificada, no se debe dar preferencia a los desnatados. De la alimentación diaria es mejor retirar grasas de otras procedencias menos saludables, que además carecen de estas importantísimas vitaminas.

Entre todos los aceites destaca el nuestro de toda la vida, el de oliva, y especialmente el virgen, por muchas razones: saludables, culinarias, económicas y hasta sociales:

• Su ácido oleico, monoinsaturado, alimenta y protege como

ningún otro nuestro organismo.

• Es un excelente alimento para el aparato digestivo por sus propiedades protectoras y antiinflamatorias.

• Amigo del aparato circulatorio, al aumentar el colesterol bueno, como ocurre en todos los países que conservan la tradicional dieta mediterránea, previene contra la arteriosclerosis y las enfermedades cardiovasculares.

• Contribuye al crecimiento y mineralización de los huesos. Tiene que tomarlo la gente mayor y tampoco debe faltar en la alimentación de la primera infancia.

• Sus componentes antioxidantes nos defienden del cáncer.

• Es menos propenso a la oxidación y más estable que otras grasas. Aguanta sin degradarse las temperaturas necesarias para conseguir una fritura rica y saludable.

• Si se trata correctamente puede ser reutilizado varias veces, por lo que les gana a todos los demás aceites vegetales en rendimiento. También cunde y da más de sí al calentarse.

El aceite de oliva es la herencia mediterránea por excelencia, que todos tenemos la obligación ineludible y trascendental de preservar.

Hasta nuestros días llega el oráculo de la sabiduría popular, plasmada en la secular cultura griega, que por boca de la diosa Atenea dice: «El aceite de oliva es un regalo para la humanidad, con el cual se alimentará, curará sus heridas e iluminará sus noches». Consumiéndolo cumplimos este viejo proverbio, nos alimentamos con algo muy nuestro, nos aseguramos la salud y alumbramos un futuro de bienestar para la extensa España aceitunera.

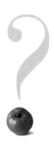

# preguntas

y respuestas

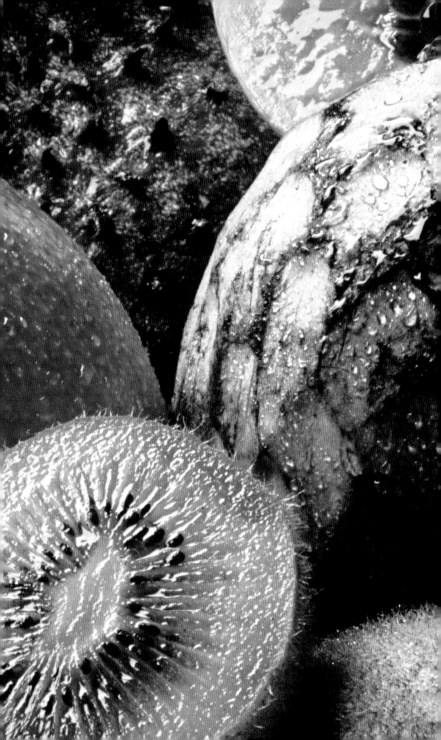

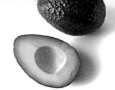

# 1 aguacate

DIABETES

### ¿Un diabético puede añadirle diariamente aguacate a las ensaladas?

Afirmativo: el aguacate es una fruta muy baja en hidratos de carbono, no llega ni a 2 gramos por cada 100, cuando por ejemplo una manzana tiene 14. Sin embargo, le llaman la «mantequilla vegetal» por ser muy rico en grasa (20%), pero se trata de una grasa saludable, vegetal, insaturada y sin colesterol.

Resulta, por tanto, un alimento recomendable para diabéticos, y pueden consumirlo diariamente en las ensaladas. No obstante, es aconsejable poner menos aceite, porque ya está en el aguacate.

AGUACATE

CAQUIS

CHIRIMOYAS

KIWI

# 2 caquis y chirimoyas

DEBILIDAD Y DEPRESIÓN

### ¿Cuál es el valor nutritivo de los caquis y las chirimoyas?

Las dos frutas contienen una alta dosis de azúcar, 15 y 18 gramos por cada 100 respectivamente.

Por tener ese color anaranjado los caquis son ricos en vitamina A, y la chirimoya en vitaminas del grupo B; es muy nutritiva y recomendable para la gente débil y deprimida.

# 3 kiwi

ESTREÑIMIENTO, HEMORROIDES

### Los kiwis me van bien para el estreñimiento y las hemorroides, ¿pero comer de por vida dos o tres al día puede acarrearle problemas a mi aparato digestivo?

Ninguno, ni a tu aparato digestivo ni a tu organismo en general. Dos o tres al día no suponen ningún consumo abusivo, por ser frutos pequeños y de bajo contenido en azúcar.

Poseen una dosis alta de vitamina C, cualidad muy importante para todo el aparato digestivo, como factor de protección contra el cáncer. Con tres kiwis está asegurado el aporte de vitamina C que todos necesitamos cada día.

La fibra del kiwi no le resulta nada irritativa al intestino. Su consumo es una solución buena y barata.

# 4 kiwi

PROPIEDADES

### Además de ser laxante, ¿qué otras cualidades tiene el kiwi?

Debido a su riqueza en vitamina C, es un antioxidante natural que protege todo el organismo.

Retrasa el envejecimiento.

Y también produce un efecto positivo sobre el aparato circulatorio: refuerza los capilares y previene la formación de hematomas y derrames.

# 5 manzana asada

### ¿La manzana asada pierde cualidades?

Las frutas cocidas siempre se empobrecen un poco en vitamina C. Algo menos cuando se cocinan con piel, como es el caso de la manzana asada, que por su fácil digestión es ideal para estómagos delicados. Todos los demás nutrientes, minerales, fibra, etc., se conservan exactamente igual.

# 6 manzana

CON PIEL O SIN PIEL

### ¿Cómo es mejor comer la manzana, con piel o sin piel?

Con piel, pero bien lavada, para quitarle el polvo e incluso los pesticidas.

Las manzanas son blancas por dentro, y tienen la piel coloreada. Pues las sustancias que le dan tonos de una viveza y plasticidad increíbles son también una maravilla para nuestro organismo: como antioxidantes, lo protegen y hasta contribuyen a prevenir determinados tipos de cáncer.

# 7 aceitunas

ENGORDAR

### ¿Las aceitunas engordan?

¡Cuánta gente aparta las aceitunas de la ensalada por temor a engordar!, y es un hábito o creencia que carece de fundamento científico.

Seis aceitunas con o sin hueso, cuyo peso anda por los 15 gramos, no tienen más que 20 kilocalorías, y son el mejor aceite que podemos comer.

Pero todavía hay más razones para ensalzarlas: lo saben muy bien los pueblos que por falta de leche tenían en las aceitunas una despensa de calcio importante. Igual que el aceite, contienen la vitamina E más pura que se puede tomar, y un sinfín de potentes antioxidantes.

Las aceitunas nos previenen de enfermedades cardiovasculares, son ricas en fibra y minerales.

El truco está en poner menos aceite y tomar las aceitunas, que son un alimento extraordinario. Por su bajísimo contenido en hidratos de carbono (azúcar), son buenísimas hasta para los diabéticos.

# 8 ajo

REÚMA

### ¿Les va bien a los reumáticos tomar mucho ajo?

Y no solamente a los reumáticos. Se va perdiendo la buena costumbre de tomar mucho ajo, tanto que los extranjeros decían: «cuando comienza el olor a ajo, sabemos que ya empieza España».

Están muy estudiadas sus eficaces bondades para el aparato circulatorio, el corazón, los pulmones y las articulaciones. Es antiinfeccioso, antiinflamatorio y evita los depósitos de colesterol.

El consumo habitual y continuado de ajo siempre estará indicado en las enfermedades cardiovasculares y reumáticas.

# 9 berenjena

VALOR NUTRITIVO

### ¿Cuáles son las propiedades de la berenjena?

Es muy sana. Procede de la India, y los árabes la tenían en gran estima.

Con muy pocas calorías (25 por cada 100 gramos), resulta un alimento ligerísimo, ideal para mujeres por su bajo contenido en hidratos de carbono.

De muy fácil digestión, incluso para estómagos delicados, contiene una buena cantidad de zinc y potasio.

# 10 boniato

ENGORDAR

### Me gusta el boniato, pero me engorda al instante.

Normal. Porque cada 100 gramos dan 100 kilocalorías.

Es un alimento de alta densidad; no hace falta nada para que una pieza pequeña supere los 200 gramos.

Llevan hidratos de carbono en cantidad y mucha glucosa libre, por eso resulta tan dulce.

Puede ser un alimento indicado para ganar peso.

# 11 calabaza

NIÑOS

### ¿Los niños pueden tomar calabaza, y cómo debe prepararse para que alimente mejor?

Es un alimento excelente.

Con su color de tonalidades anaranjadas nos está diciendo que contiene mucho caroteno (provitamina A), su principal nutriente, junto con la riqueza en minerales.

Preparándola frita, guisada, en puré o ensalada, nunca pierde esta vitamina, interesantísima para reforzar las mucosas, la piel y la vista.

Comer calabaza es consumir un alimento de pocas calorías, muy saludable y de fácil digestión, razones por las que hasta podemos introducirla en la papilla del bebé durante su primer año de vida.

# 12 calabaza

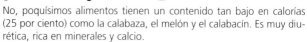

VALOR NUTRITIVO

### ¿La calabaza engorda?

No, poquísimos alimentos tienen un contenido tan bajo en calorías (25 por ciento) como la calabaza, el melón y el calabacín. Es muy diurética, rica en minerales y calcio.

Por su bajo aporte de sodio, resulta un ingrediente ideal para la dieta de los hipertensos.

Muchas recetas tradicionales ponen calabaza en guisos y cocidos, también es excelente para freír y hacer tortilla. A los purés de verdura les da sabor y color originales, haciéndolos más apetecibles para los niños. Licuada es deliciosa, porque la calabaza puede comerse cruda, cortada muy fina en forma de ensalada.

Y hasta comienza a tener auge la cocción de sus semillas por su efecto beneficioso en problemas de próstata.

# 13 endibias

VALOR NUTRITIVO

### Quiero una opinión sobre las endibias

Es una verdura que se puede comer cocida o cruda.

Son muy ligeras (20 kilocalorías por cada 100 gramos), ricas en calcio y destacan como uno de los vegetales con más hierro (2 miligramos a los 100 gramos).

Por su riqueza en potasio son diuréticas, e ideales para dietas de adelgazamiento.

Su parte central tiene un sabor más amargo que no gusta a algunas personas; no ocurre lo mismo con sus hojas.

Todas aquellas personas que no toleren la lechuga, por flatulenta, pueden encontrar un buen sustituto en las endibias.

# 14 patatas

VALOR NUTRITIVO

### De abuelos a nietos, en nuestra familia tenemos el vicio de las patatas. ¿Son buen alimento, y qué consecuencias trae su abuso?

Originarios de Sudamérica, estos humildes y bondadosos tubérculos fueron hace siglos uno de los alimentos que Europa recibió como valioso regalo de ese lejano y querido continente. Con ellos se salvaron a lo largo de la historia muchos pueblos del hambre. Igual que el pan y las legumbres, de un tiempo a esta parte están menos de moda, sin justificación nutritiva alguna.

Una patata del tamaño de un huevo (100 gramos) aporta 85 kilocalorías, 2 gramos de proteína, 20 gramos de almidón (hidrato de carbono de absorción lenta), y no tiene prácticamente grasa.

Destaca además su buena dosis de vitamina C, razón por la cual las patatas vinieron desempeñando el papel de la fruta en los países nórdicos, pobres en huerta.

Con facilidad se comen 200 o 300 gramos de este apetitoso alimento, el uso o abuso dependerá de la compañía que lleven. Es notable la subida que dan en calorías cuando están fritas: 100 g producen 230 kilocalorías, y si son patatas chips, 540.

Conociendo estos datos, cada familia o cada persona debe organizar, con criterios saludables, la cantidad y el modo de comerlas y disfrutarlas.

Están indicadísimas en hipertensión, porque son muy pobres en sodio y altas en potasio, y también en las dietas para ácido úrico elevado.

Lo más destacable de las patatas es que se digieren y toleran estupendamente. Por esta razón son uno de los primeros alimentos que damos a los bebés, y se recomiendan ante problemas de estómago, de hígado o de intestino.

Comer patatas es darle un buen descanso al aparato digestivo.

CALABAZA

ENDIBIAS

PATATAS

BROTES DE
PATATAS

REMOLACHA

## 15 brotes de las patatas

CONSUMO

### Cuando a las patatas conservadas en casa les salen brotes, ¿pueden comerse igual?

Las patatas pertenecen a la familia botánica de las solanáceas, y al brotar elaboran una sustancia (la solanina) que tiene un efecto tóxico sobre el sistema nervioso.

Antes de cocinarlas debe cortárseles toda la zona que rodea el brote. Y lo mismo hay que hacer con las zonas que se les ponen verdes, no pueden consumirse. Lo más importante es conservar de manera adecuada estos vivos tubérculos, en lugares secos y en penumbra, nunca con absoluta oscuridad; así se aguantan estupendamente y mantienen sus buenos nutrientes.

## 16 remolacha

PROPIEDADES

### Quiero conocer las propiedades de la remolacha

Es buen protector del aparato circulatorio.

De modo semejante a la uva negra, su bonito tono se lo dan sustancias colorantes de rojos intensos, que resultan eficaces protectores contra las enfermedades cardiovasculares, los depósitos de colesterol y el deterioro celular. A pesar de que existe otra variedad de remolacha blanca de la que se obtiene azúcar, la de mesa no es muy dulce, por cada 100 gramos contiene unos 8 de hidrato de carbono, que no es azúcar de absorción rápida. Esta cantidad es similar en la zanahoria, la patata tiene más del doble (100 gramos de almidón por 20 de patata).

La remolacha también aporta dosis interesantes de zinc, ácido fólico y es rica en proteína.

Estamos hablando de una raíz, y es recomendable comprarla con todas sus hojas, también comestibles, en ensalada o como verdura cocida. Igual que las espinacas, resultan exquisitas en tortilla, son muy nutritivas y además tienen mucho hierro.

# 17 setas

PROPIEDADES

### Deseo conocer la riqueza nutritiva de las setas

Son ideales para hipertensos, tienen poco sodio y mucho potasio.
Con una mínima cantidad de grasa y calorías (tan sólo 25 kilocalorías por cada 100 gramos), son un manjar ligero y muy saludable.
Pero lo más sobresaliente de este vegetal es su riqueza en fibra, constituida principalmente por celulosa, que las convierte en alimento protector, y como otros productos de origen vegetal contiene sustancias defensivas contra el cáncer.

# 18 verdura cocida y congelada

NUTRIENTES

### ¿La verdura cocida y después congelada resulta igualmente sana?

Porque frena el proceso que deteriora los alimentos, la congelación es un método magnífico para conservar la integridad nutritiva de las comidas, sin modificarlas ni alterarlas.
No estropea las vitaminas, como hacen las altas temperaturas. Y tampoco causa la pérdida de minerales.
En nuestro país ya es costumbre la moda de comprar en temporada, cuando los productos de la huerta están más baratos, y congelarlos para comerlos saludablemente durante todo el año.

# 19 verduras congeladas

PROPIEDADES

### ¿Se reducen sus propiedades nutritivas al congelar las verduras?

No, recogiéndolas y congelándolas inmediatamente, como suelen hacer las industrias, sus vitaminas incluso se conservan mejor que en la verdura fresca, la cual debe ser transportada y almacenada, pasando bastante más tiempo hasta su consumo.
Porque la verdura desde el mismo instante que es congelada deja de perder valor nutritivo y mantiene su buen nivel de vitaminas y minerales.
El único problema es que los congelados siempre están cocidos, y por

su comodidad algunas personas sólo compran este tipo de preparación, olvidando la importancia de comer producto crudo. Pero esto se resuelve acompañando los platos de ensaladas.

## 20 verdura cruda

NIÑOS

**A mis hijos les encanta la verdura cruda, hasta se comen así la coliflor, ¿puede hacerles daño?**

En absoluto, todas las verduras pueden tomarse crudas. Mejor aún, en la col y la coliflor, que a mucha gente cocidas les dan gases, desaparece este problema comiéndolas crudas.

Es una generosa fuente de salud hacer ensaladas con todo tipo de verduras. Por ejemplo, es excelente, pero de consumo poco habitual la que de base lleva espinacas. Por su riqueza en hierro y magnesio es una de las verduras más nutritivas, y al no tener problemas de toxicidad tampoco hace falta hervirlas.

## 21 garbanzos, judías y lentejas

ENGORDAR

**¿Qué engorda más: las judías, los garbanzos o las lentejas?**

Es mínima su diferencia en calorías: cada 100 gramos secos, los garbanzos tienen 360 kilocalorías, las lentejas 340 y las judías 330. Una vez cocida, la ración alcanza las 200 kilocalorías, más el condimento. Su aporte en proteína, grasa y almidón también va a la par, no así la dosis de fibra, en la cual están a la cabeza las judías, tanto blancas como pintas, las lentejas son más pobres, de ahí su menor flatulencia.

## 22 habas

TENSIÓN ARTERIAL

**¿Las habas son malas para la tensión?**

No, en absoluto. Es una legumbre rica en proteína y prácticamente no tiene sodio (sal). Pueden comerlas sin problemas las personas con hipertensión, son tan dulces y agradables que incluso mucha gente las come crudas, aunque no se debe abusar del consumo en crudo, porque como todas las legumbres tienen algunas sustancias antinutritivas, que impiden absorber bien todos sus buenos nutrientes y que sólo se destruyen cociéndolas.

Las habas y guisantes son legumbres típicas de primavera, y se consumen frescas. En la actualidad hay congeladas durante todo el año.

# 23 legumbres de tarro

### ¿Las legumbres de tarro tienen las mismas propiedades que las legumbres secas?

Respuesta afirmativa.

Están cocidas con agua y sal, no contienen ningún otro aditivo ni conservante y resultan un producto que facilita la preparación de muchos menús.

El único problema es que generalmente resultan más saladas que las cocinadas en casa, que sólo requieren un poco de organización: por la mañana, antes de salir, se dejan a remojo; y por la tarde al volver, ya están en su punto para ser cocinadas a fuego lento, con abundante agua, laurel, sal y vegetales al gusto; mientras hierven suavemente da tiempo a otras labores en la casa. Comer de manera sana y racional requiere soluciones e imaginación adaptadas al ritmo de vida actual. Se gana en salud, ahorrando dinero.

# 24 dulce

ENGORDAR

### ¿Qué dulces engordan más?

Resultan alimentos de gran aporte calórico los dulces elaborados con mucho azúcar y muchas grasas, con ellos es fácil engordar.

Actualmente está de moda una tendencia a que la repostería no sea excesivamente dulce. Mucho público prefiere pastelería ligera, y tienen más éxito los pasteles con frutas naturales que los de muchas grasas.

# 25 miel

SUSTITUTO DEL AZÚCAR

### ¿Puedo tomar a diario miel en lugar de azúcar?

Sin duda, este cambio es una gran inversión de salud para toda la vida. Comer miel significa aprovechar un estupendo regalo que nos brinda la madre naturaleza.

Contiene un 80 por ciento de azúcar (fructosa). Pero la miel es mucho más que azúcar, tiene múltiples propiedades contra el desarrollo de gérmenes y bacterias, que le vienen de las plantas empleadas por las abejas para su elaboración: antiinflamatorias, desinfectantes, antibióticas...

# 26 pan

COLESTEROL

### ¿De qué está fabricado el pan que se anuncia sin colesterol?

El pan tradicional de panadería que se ha venido consumiendo durante siglos no está fabricado con grasas, ni de origen animal ni de origen vegetal, por tanto no lleva colesterol.

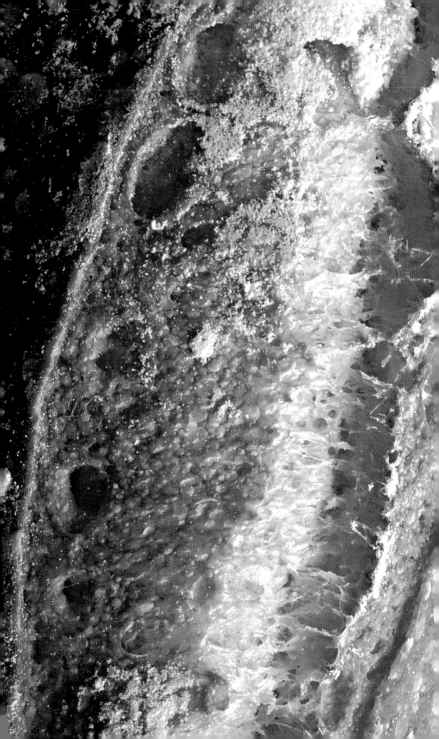

Cuando se introdujeron en nuestra dieta panes típicos de otros países, por ejemplo los de molde, elaborados con grasas de origen animal, comenzó en España el consumo de pan con colesterol.

Y tuvieron que inventar el pan sin colesterol, por el riesgo de estas grasas para la salud. Se modificaron las fórmulas de fabricación, poniendo grasas vegetales sin colesterol, en lugar de grasas animales.

Pero debe quedar claro: el pan de toda la vida nunca ha tenido colesterol.

## 27 pan

CONSUMO SALUDABLE

### El pan no goza ahora de la importancia que antiguamente tenía, ¿es aconsejable mantener su consumo?

Abandonar el pan, y en general los cereales, no es bueno para la salud. Magnífica herencia de la cultura romana, ha sido durante siglos un signo de identidad saludable asociado a la dieta mediterránea.

Contiene almidón equivalente a la mitad de su peso, que es un hidrato de carbono formado por muchas unidades de glucosa, ese azúcar imprescindible para la vida, siempre presente en nuestra sangre.

La glucosa que tiene el pan se absorbe muy lentamente y va pasando al interior del organismo, constituyendo así una singular fuente de energía, para desarrollar durante horas cualquier tipo de trabajo físico e intelectual. Es muy alta su dosis de proteína (8 por ciento), por eso hasta hace tan sólo cien años cubría en Europa la mitad de las necesidades que la población tenía de este nutriente fundamental.

Es fácil calcular que medio kilo de pan aporta 40 gramos de proteína, la misma cantidad que tienen 200 gramos de carne.

El pan es también fuente apreciable de vitaminas del grupo B, imprescindibles para el sistema nervioso y el cerebro.

Por su bajísima dosis de grasa se considera uno de los alimentos más cardiosaludables.

Por fin, es un alimento bastante energético (250 kilocalorías por cada 100 gramos), pero su alto poder saciante hace que comiendo pan se disminuya el consumo de otros alimentos mucho más calóricos.

Dicho de otra manera: quien no come pan come más alimentos de origen animal. Exactamente eso viene ocurriendo en nuestro país desde los años 60, va disminuyendo el consumo de pan y aumenta el de carnes y otros productos ricos en grasas.

## 28 margarina o aceite de oliva

ENGORDAR

### ¿La margarina engorda más o menos que el aceite de oliva?

No es una cuestión de calorías, sino del tipo de grasa que a través de la comida llega a formar parte de nuestro cuerpo.

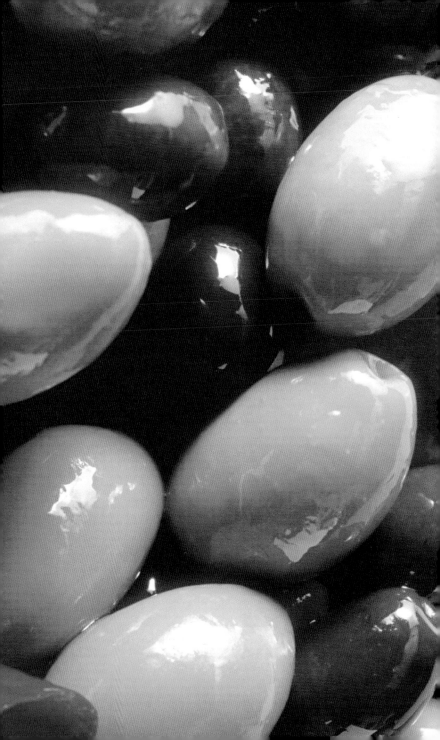

Por lo tanto, más que compararlas de cara a engordar, el problema está mejor planteado en estos términos: ¿cuál es más o menos saludable? Sin duda gana y es más saludable el aceite de oliva. Nunca una margarina será igual a un aceite, porque su grasa es más saturada.

Para no engordar es cuestión de cocinar y aliñar con poco aceite, sabiendo que cada cucharada sopera de aceite aporta 90 kilocalorías.

## 29 tipos de aceite

ENGORDAR

### ¿Cómo engorda menos el aceite, crudo o frito?

Exactamente igual, una cucharadita de postre con aceite nos da siempre 45 kilocalorías, crudo, caliente o frito.

En lugar de aliñar las verduras en crudo, rehogarlas con una pequeña cantidad de aceite es un buen método para ahorrar calorías. Aunque estén bien escurridas siempre sueltan agua, y de esta forma el aceite tampoco llega a calentarse a temperaturas muy superiores a los 100 °C.

Lo más importante es no quemarlo, porque se deteriora, y entonces es malo para nuestra salud.

Las verduras rehogadas con ajo o unos pequeños trozos de jamón suelen gustar mucho más, tanto a niños como a mayores.

## 30 aceite

DESAYUNO

### ¿Es buen aliado el aceite para desayunar? ¿Y los churros?

El pan con buen aceite de oliva en crudo es una saludable propuesta. También la tostada con alguna conserva en aceite. O mejor ese trozo de pan con tomate y una sardina en este aceite.

Hay que comer aceite crudo. Y para que no te preocupes por esa rebanada de pan, debes saber que tiene la mitad de calorías que cualquier producto de bollería elaborado con grasas de origen animal.

Y otra razón contundente: cualquier bollo o pasta lleva el colesterol equivalente a 200 gramos de carne, sin embargo, el pan no tiene colesterol. En el tipo de alimentos que le ponemos al desayuno está la primera clave para mantener a diario nuestras arterias limpias de grasa.

Los churros y demás productos fritos (porras, torrijas, buñuelos) pueden formar parte de un desayuno saludable cuando se cumplen estas dos condiciones: estar hechos con aceite de oliva calentado por debajo de 180 °C, y siempre que durante la mañana se desarrolle actividad física suficiente para quemar las calorías de ese energético desayuno.

# 31 aceite

### ¿Qué graduación del aceite de oliva es la más saludable?

Primera idea a tener en cuenta: la mayor o menor graduación de un aceite no tiene ningún efecto sobre la salud.

Los de oliva indican su acidez en grados (0,4°; 0,8°; 1°; 2°...), y a más acidez, le corresponde la presencia en el aceite de un mayor número de ácidos grasos libres. Porque los aceites están constituidos por triglicéridos, que son moléculas formadas por tres ácidos grasos unidos a la glicerina, cuando uno de estos tres ácidos se desengancha, es decir, queda libre, le da ese cierto grado de acidez.

El sabor más o menos intenso le viene a los aceites de su diferente graduación; quienes gustan de sabores suaves prefieren los de poca, a mayor número de grados más fuerte es su impacto gustativo.

En gastronomía existe ahora predilección por los aceites de baja graduación, porque en ellos se aprecian mejor los sabores afrutados de las aceitunas.

Debido a su potente sabor, el aceite de más grados tiene una ventaja: los platos resultan sabrosos poniendo poca cantidad, y por lo tanto se ahorran calorías y dinero. Es bueno tomar aceite, pero sin pasarse, para que los menús no resulten excesivamente calóricos.

**TIPOS DE ACEITE**

**ACEITE DE SEMILLAS**

**HIDROGENADOS**

# 32 aceites de semillas

### ¿Le hago daño al cuerpo cocinando con aceites de semillas?

No perjudican la salud. El problema está en que a partir de los 160 o 170 °C se queman con facilidad en las frituras, por esta razón hay que emplearlos con moderación y a bajas temperaturas de cocción, recomendación válida para cualquier tipo de aceite.

Son más saludables los guisados de toda la vida, con agua, caldo y poco aceite. Disminuyendo los fritos, también ahorramos dinero. Y sin lugar a dudas, por razones de salud y científicas, el mejor para freír es el aceite de oliva, todo un lujo de la naturaleza.

# 33 grasas hidrogenadas

### ¿Qué son la grasa y el aceite parcialmente hidrogenados?

En las etiquetas de muchos productos ya aparecen estas expresiones. Para conseguir una grasa más sólida, con la textura de la margarina, a los aceites vegetales tipo soja o girasol se les añade hidrógeno, y esto es hidrogenarlos. Que quede muy claro: «hidrogenarlas quiere decir saturarlas», y como toda grasa saturada no son tan buenas para nuestra salud como los aceites.

## 34 cacahuetes

COLESTEROL

### ¿Los cacahuetes no son saludables para el colesterol?

Aunque se consideran frutos secos, en realidad son una legumbre muy especial, su vaina de consistencia dura se introduce bajo tierra, y están compuestos de gran contenido en grasa, un 40 por ciento, frente al 1,5, por ejemplo, de las alubias.

Y es cierto que no tienen colesterol, porque se trata de un vegetal; sin embargo, su grasa es mucho más saturada que la de las almendras, nueces y avellanas.

Al hablar por tanto, de problemas y enfermedades cardiovasculares como el colesterol, los cacahuetes no tienen las ventajas de los buenos frutos secos en cuanto a su prevención.

## 35 leche de almendras

CALCIO

### No puedo probar los lácteos, ¿la leche de almendras tiene la misma cantidad de calcio?

No, ni su leche, ni las mismas almendras. Y claro que sí contienen calcio, pero tienen mucho más fósforo, con lo cual la proporción entre estos dos elementos está desequilibrada con respecto a la leche.

Para conseguir sustituirla, algunas leches de almendras se elaboran enriquecidas con calcio; se sabe cuáles son leyendo la información nutricional de sus etiquetas.

Y es curioso, por considerarlas un alimento adecuado para gente con problemas digestivos, en nuestro país las leches de almendra se han vendido tradicionalmente en las farmacias.

## 36 nueces

ADOLESCENTES

### A mi hijo de diez años el médico le manda comer nueces, ¿para qué son buenas?

Varios estudios hechos en España sobre frutos secos demuestran que es bueno para la salud tomar 20 gramos diarios de nueces.

Se comprobó que al cabo de un par de meses comiendo una cantidad equivalente de avellanas subía el popularmente llamado «colesterol bueno» (lipoproteína HDL), responsable de impedir el acúmulo de grasa en las arterias. El grupo de población que más se benefició de esta buena cualidad de los frutos secos fue el de los adolescentes varones. Constatación de gran trascendencia, porque los varones tienen más riesgo de padecer enfermedades cardiovasculares.

Las nueces son un alimento muy rico en lecitina, que permite elaborar «el colesterol bueno».

El secreto no es darse un atracón de nueces, sino tomar una pequeña cantidad diaria.

# 37 pipas de girasol

### Me chiflan las pipas de girasol

Pues son muy saludables. Vienen de Norteamérica, y a los indios les servían de alimento y medicina.

Tienen buenos nutrientes y pocas calorías, 50 gramos de pipas con cáscara, o 25 gramos sin ella, dan 140 kilocalorías, igual que una fruta o un vaso de leche. Resultan aconsejables para diabéticos, por ser bajas en hidratos de carbono y carecer de azúcar.

Los padres y educadores tienen aquí una excelente alternativa a los dulces y golosinas de los niños: no provocan caries.

Las pipas son altamente ricas en: proteína, zinc (bueno para el crecimiento), hierro y ácido fólico.

Pero su ingrediente más destacado es el aceite (24 gramos por cada 100 gramos de pipas con cáscara), aceite de girasol virgen, sin ningún tipo de refinamiento.

Comiéndolas sin sal hasta son diuréticas por su alta dosis de potasio.

# 38 frutos secos

### De los frutos secos quiero saber lo siguiente: sus propiedades, si dan estreñimiento y qué hora es la mejor para comerlos

Son alimentos ricos en hierro, magnesio y minerales en general.

Tienen mucha proteína (20 por ciento) y pequeñas cantidades de almidón, a excepción de la castaña, que posee un 70 por ciento.

Son proveedores de buen aceite, ya que la mitad de su peso es el estupendo aceite de las almendras, las nueces y las avellanas, que ayuda a rebajar el colesterol. Tomando 20 gramos de frutos secos al día sube el colesterol bueno. Esta cantidad equivale a 120 kilocalorías, y puede sustituir perfectamente a una fruta como postre habitual. Cuando la jornada de trabajo es larga, o especialmente intensa en cuanto a gasto de energía (deporte, largas caminatas...), es muy recomendable comer frutos secos a media mañana o por la tarde.

Y al contener fibra no producen estreñimiento.

Para hacer bien su digestión es necesario masticarlos muy triturados, como una bola de mazapán; pondremos de paso la dentadura a prueba y se reforzarán las encías.

# 39 cuajada

### ¿Engorda mucho la cuajada con miel?

De entrada, conviene saber que la cuajada no tiene muchas calorías (por cada 100 gramos 90 kilocalorías); su poquísimo azúcar le viene de la leche, es por tanto lactosa.

CACAHUETES

LECHE

NUECES

PIPAS DE GIRASOL

FRUTOS SECOS

CUAJADA

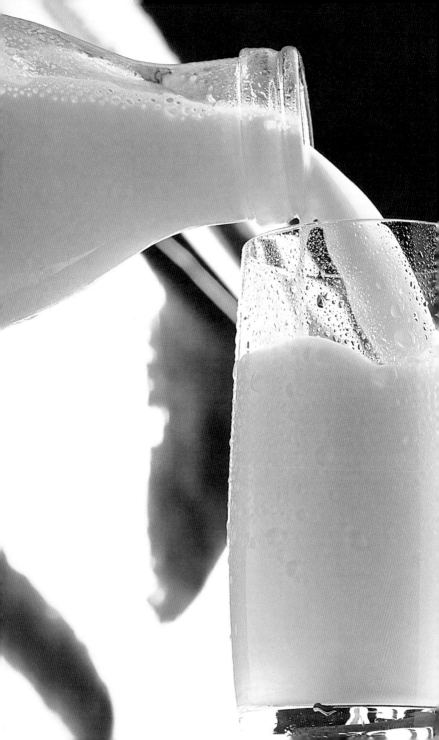

Por carecer de bacterias lácticas, no es un yogur. En cambio sí contiene la buena grasa de la leche. Por efecto del cuajo que se le añade para su elaboración, la proteína de la leche está cuajada, lo que la hace muy fácil de digerir.

Estamos, pues, ante un alimento muy nutritivo pero no excesivamente calórico.

Y la miel tampoco le añade muchas calorías; al ser muy dulce, la cucharadita que le ponemos a la cuajada sólo tiene unas 15 o 16 kilocalorías. La cuajada con miel es un alimento excelente, y no tiene por qué engordar.

# 40 leche

ALIMENTO POLÉMICO

### ¿Es sano seguir tomando leche? Estoy hecha un lío porque sobre ella oigo opiniones encontradas

Por algo es el alimento central de la vida.

Al lado de nuestra medicina tradicional, que la defiende con los más vanguardistas argumentos científicos, se alinean pueblos enteros del mundo, con un excelente nivel de salud y longevidad, que la toman hasta la muerte, de vaca, de búfala, de camella, de oveja, de cabra...

Lo irrebatible es que los humanos por lo general toleramos bien la leche. Y las teorías contrarias suelen proceder de áreas donde sólo toman la leche materna. Al no mantener un consumo prolongado de otra leche, al cabo de pocos años pierden la capacidad de digerirla correctamente y se hacen «intolerantes a la lactosa»; para ellos entonces la leche no es un buen alimento.

Los detractores de la leche también argumentan diciendo que en toda la Tierra solamente la especie humana la toma durante toda la vida, afirmación falsa, porque nada le gusta más que la leche a los gatos de cualquier edad, y a los perros, que les sienta fenomenal el yogur, y les ayuda a envejecer más lentamente; la beben por instinto, y en mayor cantidad si se la diésemos.

Dicho esto, inmediatamente hay que añadir la excepción: en todas partes habrá gente que no tolere la lactosa, el azúcar de la leche. En España significan el 14 por ciento de la población. Dicho de otra manera: al 86 por ciento de nuestra población le sienta fenomenal, y por ello nos alimentamos a diario con leche.

# 41 petit suisse

VALOR NUTRITIVO

### ¿Los petit suisse tienen mucha grasa?

Contienen la misma que el queso, porque son eso, un tipo de queso fresco, rico en calcio y vitaminas A y D.

Ya se comercializan adaptados para bebés muy pequeños, elaborados con leche desnatada, y así no suben el colesterol.

La consistencia del queso batido es el secreto que los hace tan cremosos y ricos, los toman muy bien.

Actualmente una unidad de este tipo de queso tiene unos 2 gramos de grasa. Nunca debe abusarse de ningún alimento, y en el caso de niños son aconsejables los productos adaptados o bajos en grasa.

# 42 quesito en porciones

POSTRE INFANTIL

### ¿A partir del año está bien dar a los niños como postre un quesito en porciones?

Excelente, resulta un postre ligero y equilibra la dosis de calcio del almuerzo. Ya se puede empezar antes a introducir el queso. Al estar fundidos, es decir, cocidos, son fáciles de digerir y se los podemos poner a los niños.

Mezclados y chafados con un poquito de agua, estos quesos en porciones son fáciles de dar con una cucharita. Tienen como todos los quesos mucho calcio, hasta unos 400 miligramos por cada 100 gramos, y son raciones muy bajas en calorías: una porción de quesito desnatado aporta tan sólo 25 kilocalorías, el entero unas 50.

Es un postre o una merienda estupenda. Acostumbrando a los niños a su sabor desde muy pequeños, serán grandes aficionados al queso el día de mañana.

# 43 yogur

CANTIDAD DIARIA

### ¿Voy por buen camino tomando un yogur cada día?

Es una pauta muy saludable, y buena táctica para conseguir una dieta suficiente en calcio. Tiene menos proporción de azúcar que la leche, y sin embargo, conserva sus mismos excelentes nutrientes: proteína, vitaminas y minerales. Hay una gran cualidad que le hace peculiar y distinto: aporta bacterias lácticas, casi milagrosas para repoblar y mantener sano y joven el intestino.

Añadiéndole cereales o fruta fresca y seca, estaremos haciendo un desayuno nutritivo y ligero. Comer un yogur al día, incluso dos o tres, es altamente beneficioso para la salud.

# 44 huevos de codorniz y gallina

DIFERENCIAS

### ¿Cuál es el valor nutritivo de los huevos de codorniz con respecto a los de gallina?

Como todos los huevos de las aves, los de codorniz son realmente nutritivos, y tienen mucha proteína y muchísima vitamina A.

Cuatro huevos de codorniz equivalen a uno de gallina. Todos tienen colesterol en la yema. Los de codorniz pueden superar a los de gallina en minerales: son especialmente ricos en hierro.

# 45 huevos

**En muchos países toman como mínimo un huevo al día, ¿debemos imitarles?**

Más bien no. Es una costumbre anglosajona, y así les va: seguro que los huevos también contribuyen a ponerles a la cabeza del mundo en tasas de colesterol.

Son un alimento muy completo, proteína de excelente calidad, y ricos también en minerales y vitaminas, pero tienen 500 miligramos de colesterol por cada 100 gramos, concentrados en la yema.

La clara está libre de grasa.

# 46 filete y huevo

COMPARACIÓN EN CALORÍAS

**¿Aporta las mismas calorías un filete de 75 gramos que un huevo?**

A igual peso, tienen aproximadamente las mismas calorías.

Este filete igualaría en calorías, hierro, proteína y grasa a un huevo de clasificación XL, de unos 75 gramos.

La diferencia está en el colesterol: un huevo de ese tamaño tiene unos 350 miligramos y el filete sólo 50.

Pero el huevo le gana a las carnes en ácido fólico y vitamina A.

Por sus buenas cualidades nutritivas hay que comer huevos, pero sin abusar.

# 47 huevos fritos

ENGORDAR

**Mi plato preferido son los huevos fritos, ¿puedo comerlos sin miedo a engordar?**

Dos huevos cocidos de 50 gramos andan por las 150 kilocalorías, fritos suben a 220, debido al aceite que absorben. Para que un menú con huevos fritos no dispare la ración calórica, no engorde, es necesario acompañarlos de otros alimentos sin grasa.

# 48 carnes

CONGELACIÓN

**¿Pierden propiedades alimenticias las carnes cuando se congelan?**

Categóricamente no, la congelación es un sistema excelente para conservar los alimentos. No sufren modificación alguna sus proteínas, tampoco las vitaminas, porque se destruyen a temperaturas altas y no bajas, y los minerales corren la misma excelente suerte, de estupenda conservación durante mucho tiempo.

QUESITOS

YOGUR

HUEVOS DE
CODORNIZ

DE GALLINA

FILETE Y
HUEVO

HUEVOS
FRITOS

CARNES

# 49 carne de caballo

### Quiero una opinión sobre la carne de caballo

Es muy buena, y en algunas zonas y países se consume bastante.

Estamos ante un alimento con historia. Quien primero prohibió la carne de caballo fue Moisés y lo hizo porque tenían pocos caballos y se vio en la necesidad de protegerlos. Muchas prohibiciones antiguas no se fundamentaban en motivos de salud sino de supervivencia.

El caballo no es un animal obeso. Tiene poquísima grasa, solamente unos 10 gramos por cada 100 de carne. Y una de sus características es que al tener poco colágeno, proteína de la constitución de los tejidos, resulta muy tierna. Es ideal para los niños que van pasando la bola del alimento en la boca de un lado para otro cuando comen carne. Posee además dosis muy altas de hierro y proteína.

Su calidad e higiene están muy controladas, son animales sanísimos, y puede consumirse habitualmente con toda tranquilidad.

# 50 embutidos

### ¿Con triglicéridos muy altos pueden tomarse embutidos?

Los embutidos tienen un 70 por ciento de grasa, y esta grasa es casi en su totalidad triglicéridos. Aunque actualmente ya se están fabricando embutidos bajos en grasa, en el caso que plantea la pregunta no es aconsejable su consumo.

La causa de tener los triglicéridos altos puede ser por tomar grasas, pero también por un exceso de azúcar, de cosas dulces, e incluso de fruta. Hay que estudiar tu dieta, para ver si el exceso está en los azúcares o en la grasa.

La fructosa, que es el azúcar de la fruta, se transforma con mucha facilidad dentro del organismo en triglicéridos.

Las personas que tienen este problema deben hacer ejercicio para eliminarlos; son una fuente de energía ideal para la musculatura.

# 51 patas de cerdo

### ¿En las patas de cerdo hay grasa o gelatina?

Con grasa serían blandas y menos fuertes.

Tienen gelatina, una proteína muy resistente (fíjate, necesita hervir dos horas), capaz de soportar el peso de este generoso animal, del que todo se come, y al que se define como un «olivo con patas», por el parecido de su grasa a la del aceite.

Es, por tanto, la parte sin grasa del animal, un buen alimento para todo el organismo y especialmente las articulaciones.

## 52 sesos

NIÑOS

### ¿Los sesos son un buen alimento para los niños?

Es el alimento que más colesterol tiene: por ejemplo, 100 gramos de carne contienen entre 40 y 70 miligramos de colesterol, y la cantidad equivalente de sesos anda por los 2.000 miligramos.

Darles a los niños sesos no es otra cosa que proporcionarles un concentrado de colesterol. La costumbre viene de cuando se sacrificaban pocos animales, las matanzas eran anuales, y al niño se le daba algo blandito, rico en fósforo y vitaminas.

De comerlos, que sea en pequeñísima cantidad y muy pocas veces al año, nunca cada semana porque sería una norma segura para subir el colesterol.

## 53 angulas

CALCIO

### ¿Son buenas las angulas y pueden tomarse muy a menudo?

Buenísimas, y no sólo desde un punto de vista gastronómico, sino también dietético. Porque tienen mucho calcio, y es un calcio de muy fácil asimilación. Para la pregunta de si pueden comerse todos los días sólo hay una respuesta: todos los que nos permita el bolsillo.

## 54 erizos de mar

NUTRIENTES

### ¿Qué le aportan a nuestra alimentación los erizos de mar, y cómo es mejor tomarlos, crudos o cocidos?

¡Cuántos productos ricos y saludables nos da el mar! Se están introduciendo en la comida de nuestro país y hay gente que los considera un sabroso manjar, pero no todo el mundo se atreve con ellos.

Los erizos de mar tienen dosis muy altas de vitaminas del grupo B, yodo igual que los mejillones y mucho hierro. Es más aconsejable tomarlos cocidos.

## 55 cáscaras de gambas

CALCIO Y MINERALES

### ¿Hago bien aprovechando la cáscara de las gambas y otros mariscos para cocinar caldo de pescado?

Es una buenísima práctica. Hirviendo las cáscaras de las gambas o de cualquier marisco estamos disolviendo parte del calcio y de los minerales que contienen. Este buen caldo de pescado con cáscaras de marisco queda enriquecido en calcio.

Es un milagro de la naturaleza que el mar fabrique estos productos de consistencia tan fuerte y saludable. No desperdiciar, saber aprovecharlo todo, es trabajar para la ecología.

CARNE DE
CABALLO

EMBUTIDOS

PATAS DE
CERDO

SESOS

ANGULAS

ERIZOS DE
MAR

GAMBAS

# 56 palitos de cangrejo

### ¿Los palitos de cangrejo son un buen alimento?

Le aportan a nuestro organismo una excelente proteína, sin grasa y de muy fácil digestión.

Empezaron con ellos hace siglos los japoneses, pescaban muchísimo y a través de un método muy artesanal de lavado obtenían pasta, que una vez cocida se convertía en gelatinosa, facilitando su conservación. El proceso se ha modernizado, y en la actualidad es una forma estupenda de tener almacenada proteína de pescado.

Este producto se llama «surimi», nombre que consta en todos los envases de los alimentos elaborados con esta tecnología.

Mezclando el «surimi» con otros ingredientes, entre ellos almidón, y coloreándolos con sustancias vegetales (carotenos), se obtienen los palitos de cangrejo, que es una nueva forma de comer pescado. Animan una buena ensalada, o se le pueden añadir a una sopa o puré; incluso triturados con mucha facilidad, potencian con buen sabor otros platos calientes.

# 57 pescado azul

### Mi madre padece psoriasis, ¿puede hacerle daño el pescado azul?

Debido a su gran riqueza en yodo, todo el pescado, y más el azul, lo mismo que el marisco, son alimentos buenos e indicados para los psoriásicos, que mejoran en baños de mar, magnífica despensa de yodo, y con el sol, tomado moderadamente.

Hará muy bien comiendo mucho pescado, y muy poca carne, porque este hábito le ayudará a tener la psoriasis controlada. Si no puede estar en contacto permanente con el mar, es una manera de traerle el mar a la mesa.

# 58 alioli

### Nos gusta mucho el alioli, ¿es saludable comerlo habitualmente?

Sin problemas, al contrario, la rica combinación mediterránea de aceite y ajo nos ayuda a mantener alto el colesterol bueno y bajo el malo. A no ser que vuestro estómago no lo acepte, o que una persona tenga hernia de hiato, incluso en estos casos puede tolerarse bien por las mañanas; el alioli a diario es buena táctica para prevenir las enfermedades cardiovasculares.

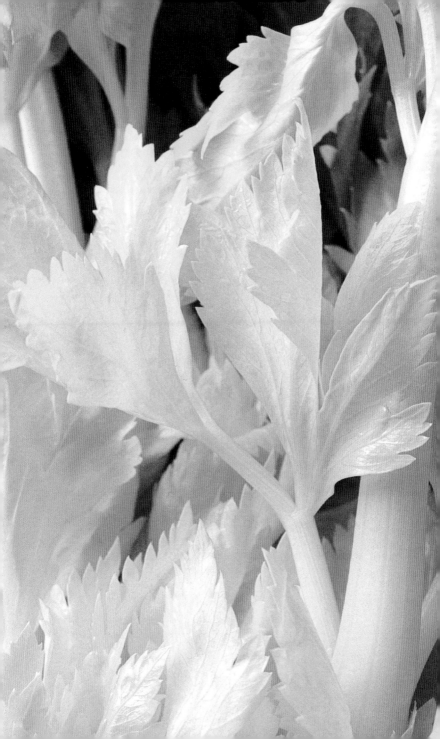

## 59 caldo hecho en casa

CONGELACIÓN

### Cuando congelamos un caldo, ¿se conservan todas las cualidades de los alimentos que lleva?

Da el mismo trabajo cocinar un litro de caldo que cinco. Al ponerle mucho apio, cebolla y otras verduras, sus minerales pasan al caldo, igual que gran parte de las vitaminas del grupo B, contenidas en las carnes y los huesos. Cuando lo congelamos no se pierde ni uno sólo de estos nutrientes. Pero es muy conveniente guardarlo en un recipiente hermético bien tapado, para evitar el único problema que pueden tener algunos congelados: que la grasa se enrancie durante el tiempo de congelación. Éste es el motivo por el que no se congela mucho el pescado azul, raras veces vemos sardinas congeladas.

Muy bien conservado, cuando se vuelve a calentar tiene el mismo sabor y riqueza nutritiva que recién hecho.

## 60 papillas y purés de verduras

CONGELACIÓN

### ¿No pierden valor nutritivo las papillas y purés de verduras con la congelación?

Todos los purés de verduras pueden congelarse cocinados, pero al descongelarlos conviene darle uniformidad a su aspecto y textura con la batidora, para que recobren su apetitosa apariencia original. El sabor de las verduras cocinadas no varía con la congelación, y sus vitaminas se conservan perfectamente.

Es una buena solución preparar la papilla de los bebés con verdura. Triturada de una vez y guardada en recipientes individuales que se congelan. Cada día se puede utilizar una ración, añadiéndole carne y aceite de oliva virgen, calentándola y triturándola de nuevo. Resultará como una papilla recién hecha.

## 61 zumos de frutas

VALOR NUTRITIVO

### ¿Cuánto tiempo conserva la vitamina el zumo de naranja recién exprimido?

Igual que todos los zumos, el de naranja comienza a perder vitamina C a partir del mismo instante en que se cortan las naranjas y el jugo recibe la reacción del oxígeno; en sólo media hora la pérdida ya es muy importante.

No obstante, guardando el zumo en un recipiente sin aire, bien cerrado, inmediatamente del exprimido, se conservará mejor.

También se destruye la vitamina C por las altas temperaturas y la influencia de la luz, por eso las frutas están recubiertas de colorantes que hacen el efecto de protectores solares, y los mejores envases para zumos son los no transparentes.

## 62 zumos envasados

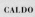

### ¿Los zumos que ponen en el envase cien por cien natural, lo son de verdad?

Cuando la etiqueta así lo indica son efectivamente naturales, hechos a partir de la fruta con métodos que exprimen y extraen el zumo evitando el contacto con el aire, incluso en cámaras de vacío.

Estas buenas bebidas pueden ser elaboradas con frutas recién exprimidas o con concentrados de zumo.

Estos últimos son elaborados en países lejanos, donde por modernos procesos (el ideal es haciendo el vacío) se evapora parte del agua de los zumos manteniendo un buen contenido vitamínico y nutritivo. Así estos concentrados de fruta son más fáciles y económicos de transportar.

Por estos medios se nos ofrecen productos de cómodo consumo y precio razonable si se compara con lo que cuesta, en dinero y trabajo, hacer un litro de zumo en casa. Pero nunca estos preparados deben sustituir por completo el consumo de fruta fresca.

Con el objetivo de mantener todas las propiedades del zumo natural de la fruta el envasado en tetrabrik, además de preservar de la luz, es un envase al vacío, evitando una vez más el contacto con el oxígeno. Por tanto lo aconsejable, una vez abierto, no es dejar que pasen los días, porque pierde la vitamina C, problema que tiene fácil arreglo con los envases pequeños para tomas individuales.

La legislación permite la adición de pequeñas cantidades de azúcar a este tipo de zumos.

Los néctares de fruta ya no tienen el reclamo de «cien por cien natural», porque se trata de otra categoría de zumos y está permitido elaborarlos añadiendo cantidad de azúcar, esencias, etc.

## 63 limones y cáscara de huevo

### ¿Es cierto que los limones y la cáscara de huevo tienen calcio?

En todos los cítricos hay una dosis interesante de calcio, pero donde hay muchísimo es en la cáscara del huevo, que es carbonato cálcico puro. De antiguo viene la costumbre de machacar muy finamente las cáscaras de los huevos para dárselas a las gallinas, mezcladas con su comida, porque es un calcio asimilable. También las tomaba la gente, como suplemento de calcio, disueltas en vinagre o zumo de limón; no pocas personas mayores aún conservan este hábito.

Tenemos que aprender de estas lecciones ecológicas campesinas, donde no había desperdicios y casi todo se reciclaba.

## 64 calcio

### ¿Qué alimentos ayudan a tener más calcio en los huesos?

Antes de enumerarlos, tres ideas:

1. Una gran variedad de productos aportan mucho calcio.
2. Cualquier persona, por mayor que sea, tiene capacidad de captar y fijar calcio en sus huesos.
3. Para que un alimento sea calcificante debe tener un contenido de calcio superior al de fósforo; de esta manera parte de su calcio se empleará en regenerar el hueso.

Debido a estas tres razones es muy interesante saber cuáles son estos buenos alimentos calcificantes:

- Lácteos: queso, yogur, leche y cuajada, en general todo lo que se elabora a partir de la leche.
- Algunas frutas: naranjas y cítricos, higos, piña, uva y pequeñas frutas de arbusto como moras, fresas y frambuesas. Las aceitunas también contienen mucho calcio.
- Aportan dosis interesantes estas verduras: berros, cardos, bróculi, apio, coles, puerros, rábanos, zanahorias, perejil y espinacas.
- Pescados pequeños que se comen con la espina, y también los calamares.

## 65 zinc

### ¿Qué alimentos nos aportan zinc?

La naturaleza es muy generosa al ofrecernos este mineral, que desempeña un gran papel en el correcto funcionamiento de nuestro organismo. Así, por ejemplo, pueden tener problemas con su crecimiento los niños que comen alimentos pobres en zinc.

Las ostras son campeonas en zinc, pero el mar lo pone en otros frutos: mejillones, calamar, sepia y todo el marisco. Lo hay en las carnes y la yema de huevo, los cereales, que lo pierden en gran proporción cuando se refinan, los frutos secos, las almendras, las avellanas, y especialmente las nueces.

Es interesante destacar la gran riqueza que de este importante mineral tienen las aceitunas.

## 66 anemia

### Siempre que me hago un análisis me dicen que coma alimentos ricos en hierro, pero no me indican cuáles son

El cacao puro es el campeón, como alimento natural más rico en este importante mineral: tiene unos 16 miligramos de hierro por cada 100 gramos, pero resulta fuertemente amargo, por lo cual se emplea rebajado en la preparación del chocolate, y mezclado con otros ingredientes.

También aportan mucho hierro los hígados de los animales, pero no puedes abusar de ellos por su alto contenido en colesterol.

Otros alimentos que enriquecerán tu dieta en hierro son: yema de huevo, mariscos, ostras, mejillones, pescado azul, carnes, que están en dosis de 8 a 4 miligramos de hierro por 100 gramos.

Pero muchos otros alimentos de origen vegetal tienen cantidades muy altas, y de ellos sí puedes y debes comer en abundancia: berros, perejil, espinacas, legumbres, frutos secos, y una fruta buenísima que conserva todo el hierro cuando se seca, los albaricoques.

# 67 contracturas musculares

MAGNESIO

**Me han recomendado alimentos ricos en magnesio, para prevenir los agarrotamientos musculares que sufro haciendo deporte, ¿cuáles son?**

Además de ser el segundo mineral de los dientes y los huesos, después del calcio, el magnesio tiene muchísimas e importantes funciones en el organismo.

Es necesario mantener un nivel de magnesio en la sangre, y cuando baja pueden dar la cara tus molestos agarrotamientos o calambres musculares, típicos entre deportistas y embarazadas, dos grupos de población que necesitan una dieta más rica en este mineral.

Estos síntomas desaparecen haciendo lo siguiente:

- Comer muchos vegetales de hojas verdes, la clorofila que las colorea contiene magnesio.
- Debes introducir diariamente raciones de legumbres, frutos secos y fruta seca dulce.
- Sin olvidar un alimento que tiene una gran concentración de magnesio, tradicionalmente consumido en las excursiones y deportes de larga duración: el chocolate.

# 68 productos dietéticos

BAJOS EN CALORÍAS

**¿Podemos fiarnos de los productos para regímenes especiales, que dicen ser dietéticos y más bajos en calorías?**

La única manera de averiguar lo que un alimento contiene es aprendiendo a leer su etiqueta. Lo comprenderás mejor con algunos ejemplos.

Mucha gente piensa que las galletas por ser integrales ya son de régimen, y que por lo tanto pueden comer todas las que quieran. Pero leyendo su etiqueta vemos que por cada 100 gramos de producto tienen 455 kilocalorías, prácticamente igual que las galletas normales.

Y son aconsejables, pero no por menos calorías, sino debido a la riqueza en fibra.

El pan normal de panadería, y si es integral aún mejor, es el más recomendable porque no tiene ningún tipo de grasa ni colesterol; el auténtico sigue elaborándose con harina, levadura, sal y agua.

Si hablamos de mayonesas, la *light* es más pobre en grasa pero lleva azúcar. Y muchos diabéticos pueden creer que al ser ligera es apta para ellos, y en cambio están tomando azúcar.

Las margarinas bajas en calorías se aligeran poniéndoles gelatina, una proteína en absoluto perjudicial, que frente a las otras margarinas les reduce las calorías a la mitad.

Y hay que leer bien la composición de los productos desnatados, porque algunos tienen exceso de azúcar, incluso más cantidad de azúcar y calorías que los productos enteros.

## 69 leche desnatada

COLESTEROL

### No acabo de acostumbrarme a la leche desnatada, ¿tiene mucho menos colesterol que la entera?

La leche no es de los productos que aportan más colesterol a la dieta diaria.

Se recomienda no superar los 300 miligramos de colesterol entre todos los alimentos del día, y para que te hagas a la idea, 100 gramos de carne contienen unos 70 miligramos.

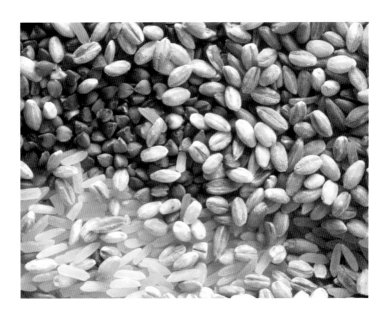

En cambio la leche entera sólo aporta 14 miligramos, 9 la semidesnatada y cero la desnatada. Si los vasos tienen una capacidad normal de unos 200 gramos, debes contar 28 miligramos de colesterol por vaso. Ahora bien, si a lo largo del día consumes un litro de leche entera estás tomando 140 miligramos de colesterol, que es la mitad de la dosis diaria máxima aconsejada.

A esto debes añadir la tasa de colesterol que ingieras a través de otros alimentos. El secreto del equilibrio está en las cantidades.

# 70 arroz integral
VALOR NUTRITIVO

**Todas las marcas de arroz están comercializando el integral, ¿es más saludable?**

Al igual que el pan integral, que desde hace unos años ha ido ganando adeptos, la buena oferta de arroz integral ayudará a hacer una dieta más rica en fibra, porque 100 gramos aportan 14 gramos de fibra, mientras que el blanco o refinado no tiene.

Como todos los cereales integrales, conserva una mayor cantidad de vitaminas del grupo B y es más rico en proteínas.

Nutricionalmente es mejor el integral; la gran diferencia está en el tiempo de cocción: necesita hervir, en abundante cantidad de agua, durante 45 minutos. Pero no se pasa, y es más sabroso.

# 71 cereales integrales
NIÑOS

**¿Qué ventajas tiene iniciar a los niños, desde pequeñitos, en la costumbre de tomar cereales integrales?**

Es un estupendo seguro de salud para toda su vida.

Cuanto menos manipulados y más integrales mejor, porque llevan fibra y mayor contenido de vitaminas y minerales.

Desde pequeños es más fácil acostumbrarles al sabor de los integrales, porque todavía no tienen el gusto de los refinados como punto de referencia. Por ejemplo, cuando un niño siempre ha tomado arroz integral, al probar el blanco o refinado lo encuentra insípido.

Los gustos de la infancia marcan siempre unas preferencias por determinados alimentos.

# 72 pan integral
CÁNCER

**¿El pan integral da resultado para combatir el cáncer?**

Entre los alimentos que tienen más fibra están los panes integrales gracias a ella, que hace de escoba, cuando pasan por el tubo digestivo lo van limpiando, saludable tarea que no hace el pan blanco.

Manteniendo limpio el intestino y evitando el estreñimiento, ya estamos atacando una de las principales causas del cáncer.

Porque nuestro intestino está poblado de bacterias, y como seres vivos que son, se alimentan, se reproducen y eliminan sustancias de desecho; el problema es que alguna de estas sustancias de origen bacteriano son toxinas de efecto cancerígeno, que al estar mucho tiempo en contacto con las células de la pared intestinal pueden acabar agrediéndolas.

La esponja (escoba) formada por los productos integrales absorbe y elimina las toxinas, manteniendo sano el intestino.

## 73 productos integrales

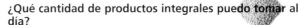

FIBRA

### ¿Qué cantidad de productos integrales puedo tomar al día?

Los productos integrales (harinas, pan, arroz, pasta...) están elaborados con cereales no refinados, que conservan el salvado del grano, sustancia de gran eficacia para hacer un bolo fecal grande, preventivo del estreñimiento. Este salvado es la envoltura celulósica del grano, y como nuestro organismo no puede digerirlo, acaba convirtiéndose en parte destacada de la fibra vegetal que ingerimos diariamente; el resto nos viene de las verduras, las legumbres y los frutos secos.

Para el buen funcionamiento del organismo y la prevención de muchas enfermedades necesitamos entre 30 y 70 gramos diarios de fibra.

Pero su exceso puede ocasionar una deficiencia de minerales, ya que por su poder absorbente secuestra una cierta cantidad.

Sin embargo, haciendo una dieta variada, comiendo lácteos, carnes y pescados, no tienen por qué correrse riesgos de desmineralización, aunque se consuman alimentos ricos en fibra.

Además, por contener mayor cantidad de vitaminas y minerales que los refinados, los alimentos integrales nos ayudan a conseguir una dieta más completa.

## 74 desayuno sin lácteos

APORTE DE CALCIO

### ¿Cómo puedo suplir el calcio que necesita mi desayuno sin tomar lácteos?

No solamente los lácteos llevan calcio.

Por ejemplo, las naranjas (cítricos) tienen calcio y fósforo en la proporción idónea para ser un producto calcificante, que ayude a reponer calcio en los huesos.

Tres naranjas grandes, de unos 600 gramos, aportan unos 300 miligramos de calcio, la dosis contenida en un vaso de leche.

Son muy interesantes los productos derivados de la soja enriquecidos en calcio. Estas bebidas de soja, ideales para mezclar con cereales que a su vez están suplementados con calcio, sustituyen perfectamente a la leche.

# 75 huevos con algas

CUALIDADES

### ¿Los huevos de gallinas alimentadas con algas tienen colesterol?

Sí, lo mismo que los normales.

El huevo, que es sólo una célula a partir de la cual nace un pollito, está sometido por esta causa a una composición muy estable. Tienen el mismo colesterol que los otros, y así lo indican en su envase; sin colesterol no sería posible la vida.

Pero en lo que sí se diferencian es en la grasa. Verás, un huevo de 100 gramos tiene 12 de grasa, de la cual sólo 0,5 gramos son colesterol, cuando las gallinas comen algas esos 11,5 gramos de grasa, que no es colesterol, son más insaturados, y por ello es una grasa más saludable para prevenir las enfermedades cardiovasculares.

Además, las algas aportan a los huevos minerales, que son metales preciosos para el metabolismo de nuestro cuerpo.

Cuando abusamos de los huevos, tomamos un exceso de colesterol.

# 76 leches de crecimiento

COLESTEROL

### Mi niña de seis años bebe dos vasos de leche de crecimiento, ¿le producirá a la larga colesterol?

Es un producto nuevo en el mercado, que se recomienda a partir del año, cuando el bebé deja la leche materna o las leches en polvo maternizadas. Las «leches de crecimiento» no contienen colesterol.

Están enriquecidas con vitaminas A y D y minerales fundamentales para el crecimiento, hierro especialmente, cualidad muy interesante porque la leche natural, entera, semi o desnatada es pobre en este mineral. Son un alimento muy completo, ideal también para enfermos o personas mayores que comen poco y padecen falta de hierro.

De todas formas, los niños y en general todo el mundo que está bien alimentado puede tomar leches normales, porque el hierro se obtiene de otros alimentos.

# 77 conservas

VALOR NUTRITIVO

### ¿Las conservas tienen el mismo valor nutritivo que los alimentos al natural?

Las conservas están cocidas, y toda cocción supone una pérdida de vitaminas. Sobre todo las de vegetales sufren un empobrecimiento de la vitamina C.

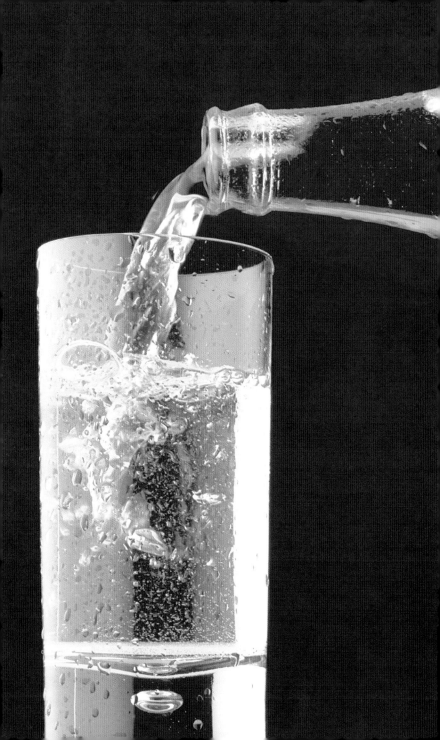

Pero su contenido de proteínas, minerales, grasa (como la fenomenal de las sardinas y de todo el pescado azul, con sus buenas vitaminas A y D) se mantiene en todas las conservas.

## 78 sal

ALIMENTOS EN CONSERVA

### Mi principal comida son las conservas

No lo estás haciendo del todo bien. Y eso que hay excelentes conservas de legumbres, espárragos, mejillones, pescado, marisco, etc., saludablemente preparadas, hervidas con agua y sal, cocidas al vapor y conservadas en aceite, como hechas en casa. Pero otras las fabrican con mucha grasa y alimentos ricos en colesterol, y de éstas conviene no abusar. Hay que leer las etiquetas.

Aunque no se pueden comparar unos tipos de conservas con otros, lo que sí tienen en común es una gran cantidad de sal, y nadie debe hacer una alimentación muy salada, porque a la larga ocasiona problemas de hipertensión.

Es necesario acompañar las conservas de un producto fresco (ensaladas), para que tu organismo reciba de los vegetales crudos el aporte de minerales y vitaminas, en especial la C.

## 79 agua en ayunas

ESTREÑIMIENTO

### ¿Es saludable la costumbre de beber agua en ayunas?

Excelente, igual que tomar una infusión o un zumo de frutas, para limpiarnos e hidratarnos de buena mañana. Tiene un buen efecto diurético, es decir, limpia el intestino y los riñones, y es una de las mejores pautas para evitar el estreñimiento. Por dentro y por fuera, vamos a encontrar en el agua nuestro primer gran amigo de la mañana.

## 80 agua no potable

DIARREAS

### ¿Cómo sabe uno si el agua de una fuente es potable?

Fíate con seguridad sólo cuando haya un cartel indicador de que es agua potable; de no haberlo, mejor pasa de beber, hasta en las fuentes claras de alta montaña; el foco de contaminación puede estar unos metros arriba.

El simple cambio de aguas en los viajes puede desencadenar diarreas o estreñimiento; lo mejor es beber agua embotellada o donde se especifique claramente que es agua potable.

# 81 tres litros de agua al día

### ¿Es cierto que se adelgaza bebiendo 3 litros de agua al día?

Lo aconsejable para cualquier persona es un litro y medio diario. Doblando esta ración puedes adelgazar, si con ello consigues comer menos. Es una buena estrategia beber agua en lugar de ir picando entre horas, porque el agua no tiene calorías.

De cualquier manera 3 litros diarios son una gran cantidad, y puede perjudicar a las personas con algún problema de riñón.

Lo ideal es beber litro y medio, o dos litros como máximo, procurando hacerlo fuera de las comidas, para conseguir un mayor efecto diurético.

# 82 bebidas con cola

### Desde que era pequeña acostumbro a tomar mucha bebida de «cola» y ahora bebo cerca de 2 litros diarios, no sé si esto puede ser demasiado

Debes saber que estás acumulando una gran dosis de cafeína, porque este tipo de bebidas se fabrican a partir de la «planta de la cola», muy rica en cafeína, igual que el café.

No contienen nada de calcio, al contrario, son productos descalcificantes debido a su acidez, y para contrarrestarla nuestro organismo se ve obligado a movilizar el calcio de los huesos. Pueden en efecto provocar serias irritaciones del estómago.

Pero como las cosas nunca resultan absolutamente buenas ni malas, este tipo de bebidas son generalmente una excelente solución para gente con problemas digestivos, les ayudan a digerir, disminuyendo las náuseas, las molestias, e incluso los vómitos.

Todo en esta vida puede resultar saludable, según el momento y la dosis adecuada. Añadiéndoles más azúcar del que ya contienen, estas bebidas sirven para resolver las crisis cetónicas, tan frecuentes en los niños; por eso durante la infancia deberían utilizarse bebidas con cola sin cafeína. Así y todo, este puñado de efectos positivos se consigue en momentos adecuados y con cantidades moderadas; beber por costumbre dos litros diarios parece una barbaridad. Iremos bien sopesando la diferencia que media entre buen uso y abuso.

# 83 laxantes

### ¿Puede pasarme algo con las hierbas adelgazantes que me sirven de laxante?

Pues nada bueno: son perjudiciales para la flora intestinal y no adelgazan.

Nuestro intestino es una estupenda fábrica de materiales que necesitamos para disfrutar de buena salud, entre ellos están algunas defensas y vitaminas. Todo lo que llegue a irritarlo, caso de estas hierbas, va poco a poco perjudicándolo, y a la larga puede ser causa de trastornos graves.

La solución es aprender a comer bien: alimentos ricos en fibra, yogures tipo bífidus, kiwis, mucha agua en ayunas, y beber infusiones, pero atención, que no sean laxantes.

AGUA

BEBIDAS DE
COLA

LAXANTES

HIERBAS
ADELGAZANTES

MAL ALIENTO

## 84 hierbas adelgazantes

EFICACIA

### ¿Las hierbas naturales que venden en las farmacias, en las tiendas dietéticas e incluso en las ferias son eficaces para adelgazar, o por el contrario pueden ocasionar alguna enfermedad?

Las hierbas comestibles, con las cuales preparamos saludables y riquísimas infusiones, son el resultado de un sabio y antiquísimo matrimonio entre la madre naturaleza, que las produce generosamente, y el hombre, quien a lo largo de su historia fue apartando aquellas que por su malignidad o inutilidad no servían para ser comidas.

En la actualidad se toman hierbas en todo el mundo. Las que se compran en las farmacias y tiendas dietéticas van precintadas con un registro de control. El farmacéutico aconsejará muy bien la mejor para cada necesidad, porque una de las asignaturas más importantes de su carrera es el conocimiento de las plantas, que también son el origen de los medicamentos.

Estas hierbas así controladas, si no ocasionan procesos diarreicos, nunca le harán daño a nuestra salud.

Lo de adelgazar con ellas es otro cantar: la infusión no adelgaza si no va acompañada de una buena dieta. Pero sí es cierto que beber, y las infusiones hacen que bebamos más, es conveniente en cualquier régimen de adelgazamiento.

## 85 mal aliento

ALIMENTACIÓN

### ¿Hay algún alimento que cure el mal aliento?

Si no es debido a causas orgánicas que tu médico haya diagnosticado, puedes intentar solucionarlo con estas pautas dietéticas:

- Al acabar de comer, toma un poco de piña natural fresca durante bastantes días seguidos, porque la piña contiene unas enzimas que nos ayudan a hacer la digestión, y después una infusión de boldo.
- Pon perejil fresco y crudo en todas las comidas.
- Haz una dieta pobre en grasas.

## 86 asma

### ¿Le conviene tomar infusiones de menta poleo a mi hijo asmático de tres años?

No son muy recomendables para un niño tan pequeño, porque la menta poleo favorecerá la secreción de ácido clorhídrico en su estómago.

Este tipo de infusiones no tienen ningún efecto directo sobre el asma. En cambio, lo que sí puede ayudarle es beber mucho líquido, para hidratar bien sus pulmones y tomar infusiones especiales para niños, preparadas en farmacias, como las de «comino» o «hierba luisa», mucho más suaves para su estómago, y a las que se le puede añadir miel para mejorar su sabor.

El estado del niño asmático también mejorará aromatizando la casa con hojas de eucalipto, trituradas en seco y cocidas después en cualquier olla; el vapor que desprenden estas hierbas humidifica el ambiente y es beneficioso para las mucosas de las vías respiratorias.

## 87 ansia de comer

ESTRÉS

### ¿Hay algún método para eliminar el ansia de comer?

¡Pregunta importante y compleja! A muchísima gente el comer le funciona como una válvula de escape: con harta frecuencia, las ansiedades de la vida conducen a buscar consuelo y refugio en la comida. Y antes de entrar en el ámbito de la nutrición para buscar remedios, lo cuerdo es pararse a reflexionar y a desenmascarar los detonantes de la ansiedad: «... qué me lleva a esta dependencia hambrienta de la comida, cuando tengo hambre y necesidad de otras cosas». No obstante, existen alternativas para distraer este deseo de comer.

Los ansiosos beben por lo general café, y hacen mal, porque aún les excita más y pueden estar dañando su estómago.

Lo recomendable es tomar infusiones sedantes, como las de tila o pasiflora. Preparar un litro diario, y establecer un horario o régimen de tomas puede resultar muy práctico, media hora antes de la comida, o cuando el gusanillo del hambre despierta. Hacer como un rito de concentración y relajación al beberlas muy lentamente.

También es eficaz el truco de comer algo ligero y difícil de masticar entre horas. Una zanahoria por ejemplo, tomada así, con calma, alivia la inquietud de seguir comiendo con ansiedad.

## 88 tila

SEDANTE NATURAL

### ¿A quiénes les va bien la tila?

Estamos ante una de las más saludables infusiones, estupendamente tolerada por grandes y pequeños. Es tranquilizante, y sobre todo sedante, del estómago, por eso le sienta tan bien a muchas personas mayores.

Todo son beneficios, y actúa fenomenal cuando hay gastritis, estómagos delicados, o hernia de hiato, problemas que sin embargo, no congenian con las infusiones de menta.

Es muy importante que las personas mayores beban mucho, pero el problema es que no tienen sed, y no quieren agua, por la sensación de que no les cae bien al estómago. Pues las infusiones un poco calentitas les sientan de maravilla, también la de menta, que pueden mezclar con otras plantas suaves, como el tomillo y el comino.

ASMA

ANSIA DE
COMER

TILA

SALVIA

BATIDORA

LICUADORA

## 89 salvia

MUJER

### ¿Para qué están especialmente indicadas las infusiones de salvia?

He aquí una de las plantas aromáticas más llena de virtudes que nos ofrece la naturaleza.

Es muy diurética, porque ayuda a eliminar una mayor cantidad de orina. A partir de los 40 años, todas las mujeres deben adquirir la costumbre de beber un litro diario de esta infusión. Tiene un excelente efecto sobre el aparato circulatorio. Contrarresta e incluso hasta puede frenar las características sofocaciones de la menopausia. Tomando estas infusiones con regularidad se alivian las molestias y dolores menstruales, debido a su efecto antiinflamatorio.

La salvia es una gran amiga de la mujer.

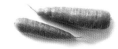

## 90 batidora/licuadora

ALIMENTOS CRUDOS

### ¿Al pasar los alimentos por licuadora o batidora siguen conservando los mismos nutrientes?

Por diversos motivos mucha gente tiene problemas de masticación, y no por ello debe dejar de comer alimentos crudos, porque lo más importante es mantener una buena nutrición en cualquier circunstancia. Al licuar un alimento le estamos quitando la fibra, y todo el residuo que queda en la licuadora es la fibra de los vegetales, muy necesaria para la limpieza y el buen funcionamiento del intestino. Pero los licuados son una manera estupenda de consumir ensaladas y frutas crudas, que debemos tomar diariamente para asegurarnos un buen aporte de vitamina C. Teniendo en cuenta que la cocción de los alimentos supone una importante merma de esta vitamina, triturando los alimentos con una batidora o haciendo purés, estaremos aprovechando la fibra y todos sus nutrientes, y facilitando a la vez su buena digestión.

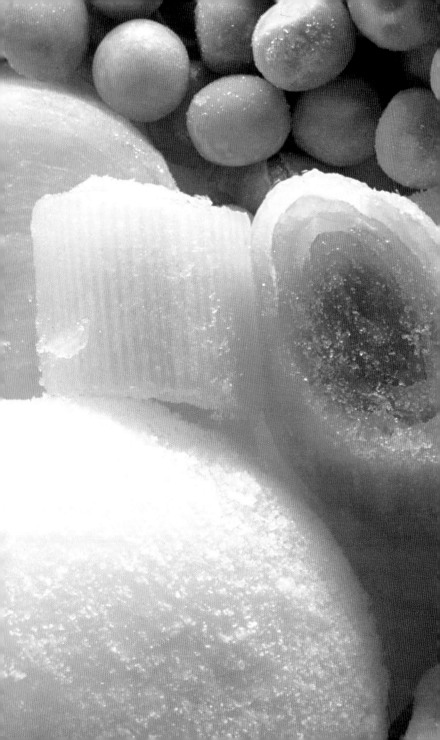

## 91 verduras cocidas

NUTRIENTES

### En casa comemos mucha verdura, y me preocupa que al cocerla pierda vitaminas

Sucede eso, pero conservan otros interesantísimos nutrientes: mucha fibra, minerales, sustancias anticancerígenas y protectoras del organismo. La vitamina C es la que más se pierde con la cocción, la que más se destruye, de ahí la saludable recomendación de comer alguna verdura cruda todos los días.

Otra buena cualidad de las verduras, para no engordar, es su bajo aporte calórico.

Para las personas mayores con problemas de boca y dentadura es un buen sistema hacer licuados con verduras.

## 92 pasta de sopa

CONGELACIÓN

### ¿Hago bien congelando el caldo con la pasta de sopa cocida dentro?

La pasta de sopa una vez hervida no debe congelarse porque se rompe, debido al efecto del agua, que al congelarse aumenta de volumen. Sin embargo, la pasta de sopa fresca sin hervir puede congelarse perfectamente, así alargamos su conservación.

## 93 congelar verduras

CÓMO HACERLO

### ¿Cómo es mejor congelar las verduras, crudas o algo cocidas?

Los congelados que compramos en el mercado están precocinados. Si queremos congelar verduras frescas, desde el punto de vista nutritivo e higiénico, lo recomendable es darles una cocción al vapor o en poca agua, de uno a tres minutos, o escaldarlas en agua hirviendo. Una vez escurridas, se meten en paquetes bien cerrados, haciendo el mayor vacío posible, y al congelador.

El tiempo de conservación depende más del tipo de frigorífico que del producto en sí: los de dos estrellas están programados para un mes y los de tres o cuatro conservan los alimentos hasta un año.

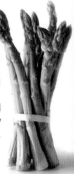

## 94 congelación

ENVASADO AL VACÍO

### ¿Cómo hacer para que la comida una vez cocinada no pierda su riqueza alimenticia?

- El mejor método es la congelación.
- También puedes envasarla al vacío, en bolsas o recipientes, y conservarla muy bien en la nevera.

VERDURAS
COCIDAS

PASTA DE
SOPA

CONGELAR
VERDURAS

CONGELACIÓN

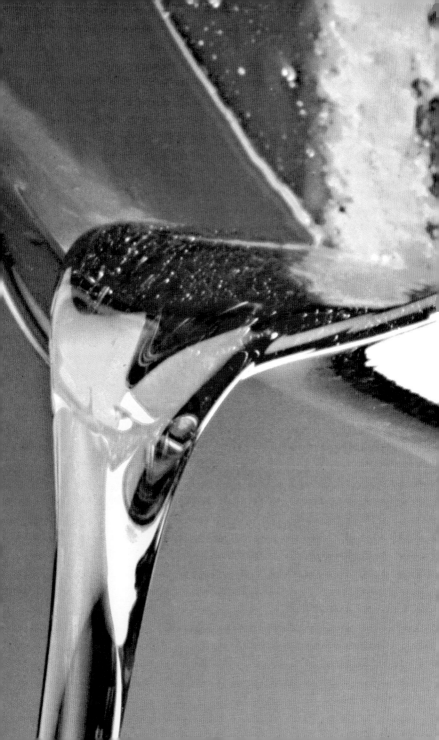

De las dos maneras mantenemos a raya los factores que más estropean los alimentos: la temperatura, el oxígeno y la luz. Con buena planificación, un día lo pasas cocinando, y luego tienes bien organizada la alimentación por una temporada.

## 95 descongelar

COCINAR Y CONGELAR

### ¿Un alimento descongelado y cocinado puede congelarse de nuevo?

Lo fundamental es no romper nunca la cadena del frío hasta que los alimentos se cocinen, porque una vez calentados a las temperaturas de cocción quedan higienizados, tanto los frescos como los que previamente estaban congelados.

No hay ningún problema para congelar de nuevo los productos cuando se han cocinado. Lo recomendable es hacerlo enseguida, que no pase tiempo entre el final de su preparación y la nueva congelación, momento en que arranca de nuevo la cadena del frío.

Si por un corte en el suministro eléctrico se descongelan los alimentos almacenados en el frigorífico, la única solución, para evitar que se estropeen, es cocinarlos rápidamente y congelar de nuevo en cuanto sea posible.

## 96 mezcla de aceite de oliva virgen y refinado

### ¿Es buena mi táctica de freír mezclando aceite de oliva virgen y refinado, y poniendo el virgen sólo en alimentos crudos o en ensaladas?

La pauta que llevas es correcta, porque todos los aceites de oliva se pueden mezclar; de hecho, a los refinados se les añade una cierta cantidad de virgen para que sus buenas sustancias antioxidantes sirvan de conservante.

El refinado resulta más barato y ofrece la misma resistencia a las temperaturas de fritura.

Utilizar aceite de oliva virgen para todo es un lujo saludable, y es el que más cunde, porque aumenta considerablemente al calentarse.

## 97 guisar o freír

DIFERENCIAS

### ¿Desde el punto de vista saludable y nutritivo, qué es mejor, la comida guisada o frita?

En guisados y salsas, debido a la buena proporción de agua, los alimentos cuecen a una temperatura estable, alrededor de 100 °C. Éste es el maravilloso secreto del agua, que funciona como un termostato.

Lo frito supera los 150, 170, incluso los 200 °C, con el riesgo siempre de quemar el aceite.

A la gente de estómago delicado le convienen mucho más los guisos, las salsas suaves, con poca grasa y sin picantes.

Otra ventaja es que en los guisos puede uno dosificarles la cantidad de grasa o de aceite; en cambio, en los fritos tenemos menos capacidad de intervención, y se empapará más o menos dependiendo de muchas variantes: tipo de alimento, de aceite, rebozado, temperatura de fritura, etcétera.

## 98 lombrices intestinales

LAVADO DE VERDURAS

### ¿Qué alimentos provocan las lombrices intestinales?

No tiene fundamento científico decir que el exceso de azúcar provoca las lombrices intestinales, como popularmente se pensaba.

Sus microscópicas larvas, imposibles de ver a simple vista, viven en la tierra, y también escondidas entre los vegetales, que les sirven de transporte hasta el interior de nuestro intestino, lugar donde se desarrollan y reproducen, convirtiéndose en lombrices.

Los niños se contagian con facilidad jugando con la tierra y llevándose las manos sucias a la boca.

La prevención contra las lombrices se hace lavando muy bien todos los vegetales, para algunos no es suficiente hacerlo con agua y lejía, y hay que eliminar sus partes porosas; un ejemplo lo tenemos en algunas zonas de los tomates, donde se instalan con facilidad.

## 99 microondas

SIN RADIACIÓN

### Me da miedo guisar y calentar los alimentos en el microondas. ¿Es bueno para la salud, qué tipo de recipientes son los adecuados y si hay que taparlos al cocinar?

Actuando correctamente no hay ningún problema. Su misterio está en el agua que contienen los alimentos, y no se produce ningún tipo de radiación. El microondas crea simplemente un campo magnético que hace vibrar las moléculas de este agua, como si fueran pequeñas bolitas moviéndose y bailando de un lado para otro a una gran velocidad, y esta frotación o movimiento consigue calentar el alimento desde el interior, cociéndolo enseguida. Cuando se apaga el microondas, estas moléculas paran de bailar, y en el alimento no queda ninguna radiación. El resultado es como haberlo hervido.

Es de gran importancia emplear recipientes adecuados, y lo más aconsejable es la cerámica y el vidrio, mucho mejor que el plástico, aunque sea especial para microondas, porque podrían disolverse en la comida minúsculas cantidades de este material.

El modo de cocinado da lo mismo, con tapa o sin tapa. Para evitar escandalosas salpicaduras es aconsejable la tapadera.

# 100 quemar el aceite

**¿Qué aceite debo poner en la freidora, y cuál es la temperatura ideal para freír?**

Cuando los aceites llegan a una temperatura crítica empiezan a descomponerse y su estructura interna se rompe, dando como resultado nuevas sustancias que son muy perjudiciales para la salud, porque influyen en las enfermedades cardiovasculares, y son un factor de riesgo para el cáncer.

Quemar un aceite significa, por tanto, destruir sus buenos componentes y provocar la aparición de otros nuevos que en nada se parecen a los originales. Estas sustancias, que empiezan a formarse cuando un aceite empieza a humear, tienen un fuerte efecto irritativo de las mucosas digestivas. Algo que se aprecia con una sensación de picor y malestar en las fosas nasales y en la garganta, simplemente respirando el humo que surge de un aceite muy caliente.

Si tienes freidora utiliza aceite de oliva, porque es el más resistente al calor, poniendo el termostato a 180 °C; a esta temperatura no se quemará.

# 101 hueso de jamón

**Dos veces a la semana pongo legumbres, con su arroz y patatita, pero también me gusta echarles un hueso de jamón, por su buen sabor, ¿hasta qué punto es buena esta pizca de grasa?**

Es una buena tradición dietética poner un hueso de jamón, porque la grasa del cerdo es muy insaturada, se parece mucho al aceite de oliva, y además los huesos tienen poca cantidad, mientras que en el embutido la grasa llega al 70 por ciento.

La gran ventaja de utilizar huesos en los cocidos es por la dosis de calcio que aportan, que se va diluyendo por efecto de una ebullición prolongada.

Desde tiempo inmemorial en todas las partes del mundo se empleó esta práctica culinaria para enriquecer las comidas de calcio, de buena grasa y de un sabor rico, entrañable y tradicional. Que no se pierda esta saludable costumbre popular.

# 102 mezcla de aceites

**¿Es perjudicial para nuestro organismo mezclar aceite de oliva con el de girasol?**

Para cocinar nunca deben mezclarse aceites.

Por efecto de la mezcla baja el punto de temperatura a la que suelen quemarse, y efectivamente corremos el riesgo de descomponerlos con más facilidad, siendo entonces perjudiciales para la salud, e irritativos de las mucosas del aparato digestivo.

Sin embargo, como en frío no se provoca ninguna alteración, pueden mezclarse los dos aceites sin problemas a la hora de hacer una ensalada o una salsa que no necesite cocción.

# 103 combinar alimentos

MENÚS SALUDABLES

### He oído decir que mezclar los diferentes tipos de alimentos puede causar hasta cáncer

Argumentos como éste no tienen ninguna base ni rigor científico. Para desautorizar esta corriente de opinión muy minoritaria, sólo hace falta asomarse a la historia: la combinación de alimentos aparece como la única solución encontrada por la humanidad para estar bien nutridos.

Otra batalla bien diferente es la barbaridad de combinaciones alimentarias que en los países desarrollados la gente hace a diario. Un primer plato de sopa o guisado, donde predomina la grasa animal (saturada), luego viene un segundo de copiosas y variadas carnes con abundante grasa, y de postre dulce cargado de grasa y azúcar. Todo esto junto, y un día sí y otro también, es una bomba contra la salud. El secreto está en saber combinar los nutrientes de los distintos alimentos, por ejemplo: cuando se comen embutidos o conservas, lo indicado es poner de acompañamiento algo crudo (ensalada, fruta, pimientos...), para protegernos con vitamina C (anticancerígena). Así, aditivos como los nitritos y nitratos no podrán convertirse en una sustancia cancerígena llamada nitrosamina, que aparece en menor grado en los consumidores de vegetales. Se ha demostrado que los bebedores habituales de zumo de tomate tienen menor contenido de nitrosaminas.

Aquí están cinco normas muy saludables e importantes para programar bien los menús:

• No combinar alimentos con mucha grasa.
• No programar métodos de cocción que requieran mucha grasa, y que no estén cocinados a altas temperaturas.
• Nunca debe faltar la verdura.
• Ninguna comida sin fibra, la aportan los cereales integrales, las legumbres, los frutos secos, las verduras y las frutas.
• En cada menú es necesario algún producto crudo, ensaladas o frutas.

# 104 yema de huevo con leche

NIÑOS

### ¿La yema cruda de huevo mezclada con leche es buena para los niños?

Sí, eso es lo que hacían nuestras abuelas: cuando alguien estaba un poco débil le daban este saludable remedio. Efectivamente, la yema de huevo puede tomarse cruda y mezclada con leche caliente, que la cuece un poco. Resulta una excelente fuente de proteína y hierro, porque la yema del huevo es uno de los alimentos más ricos en este importante mineral.

En cambio, la clara nunca debe tomarse cruda, porque contiene una proteína (la avidina) que impide la asimilación de la vitamina B8 (biotina). Con cualquier tipo de cocción, o batiendo intensamente la clara, la avidina se desnaturaliza, y la biotina queda libre para realizar su función de protección a piel y mucosas.

## 105 salchichas

ADITIVOS

**Pensando en dos hijos pequeños, me preocupan los aditivos que leo en las etiquetas, principalmente los de las salchichas**

No son iguales todos los aditivos. Por ejemplo, indicado como E-330, las mermeladas llevan ácido cítrico, que es el ácido del limón, y para espesar, pectina (aditivo E-440), muy saludable, pues es la fibra que también está presente en las frutas, especialmente en la manzana y el membrillo. Leyendo en la etiqueta «pectina o ácido cítrico» no nos inmutamos; sin embargo, la ansiedad surge en el consumidor cuando figura la E seguida de algún número.

Hay muchas conservas que no necesitan ningún tipo de aditivo para su fabricación y mantenimiento, por ejemplo el atún en aceite, que sólo contiene pescado, aceite y sal.

Te preocupan las salchichas.

Para su conservación, y sobre todo para evitar una toxinfección tan grave e importante como el botulismo, los productos cárnicos tienen que llevar nitritos y nitratos, sustancias no perjudiciales, que son unos aditivos numerados como E-249, E-250, E-251 y E-252.

Para no tener problemas con nuestra salud, siempre que los tomemos es necesario introducir en la misma comida alimentos ricos en vitamina C. Por ejemplo, si le das a tus hijos un bocadillo de salchichas, acompáñalo con un zumo de naranja, para impedir así la formación, a partir de nitritos y nitratos con las proteínas, de nitrosaminas, sustancias en efecto perjudiciales.

El secreto está en que los niños no abusen de los productos envasados. Si compras las salchichas en la carnicería, no tendrán ningún aditivo.

## 106 conservante E-330

ÁCIDO CÍTRICO

**A menudo nos atemorizan con los conservantes, ¿es cancerígeno el E-330?**

No, el rumor anda por ahí, pero es una inmensa falsedad.

Este conservante E-330 es ni más ni menos que ácido cítrico natural, el ácido de los limones, las naranjas y de todos los cítricos. Por ejemplo, en los envases de las mermeladas aparece de hecho indistintamente con los dos nombres E-330 o ácido cítrico.

Para darles un toque de sabor y hacer que conserven mejor el color, cuando las hacemos en casa también les ponemos una pizca de zumo de limón.

De manera que tranquilidad, y muy bien por fijarse en las etiquetas.

## 107 ración de aceite al día

ADELGAZAR

### Estoy haciendo un régimen de adelgazamiento y quiero saber cuánto aceite de oliva puedo tomar al día

Hágase la dieta que se haga, lo mínimo para cualquier persona debe ser una cucharada sopera al día.

Con esta pequeña cantidad nos estamos garantizando el aporte de los ácidos grasos esenciales que necesita nuestro cuerpo para mantener la salud. Habrá correcta regeneración celular, y no sufrirás envejecimiento prematuro de la piel ni arrugas, consecuencias bastante habituales de las inadecuadas dietas de adelgazamiento.

Esta dosis de aceite, que son unos 10 gramos, aporta tan sólo 90 kilocalorías. Y ninguna dieta de adelgazamiento pierde eficacia por esta cantidad de calorías.

## 108 proteína animal

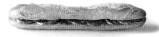

RACIÓN RECOMENDADA

### Tenemos la costumbre de poner carne al mediodía y pescado o huevos por la noche, y al revés. ¿No será insano tomar en todas las comidas alimentos con tantas proteínas?

Desde el punto de vista saludable, lo preocupante no es tomar alimentos de origen animal en las dos principales comidas, sino las exageradas cantidades que se consuman de esa proteína animal a lo largo del día.

El gran problema de nuestra sociedad actual es que comemos raciones excesivamente grandes de carne y pescado, y que se consumen demasiados huevos a la semana.

Los filetes o raciones de carne no deberían pesar más de 100 gramos, y los trozos de pescado unos 150 como máximo. Está bien con 3 o 4 huevos a la semana.

No cumpliendo estas normas, la población en general estará haciendo un gran abuso de proteína, poniendo en riesgo su salud.

El secreto o truco consiste en moderar la cantidad de proteína de origen animal, acompañando y decorando el plato con riquísimos vegetales: ensaladas, champiñones, judías verdes, pimientos asados...

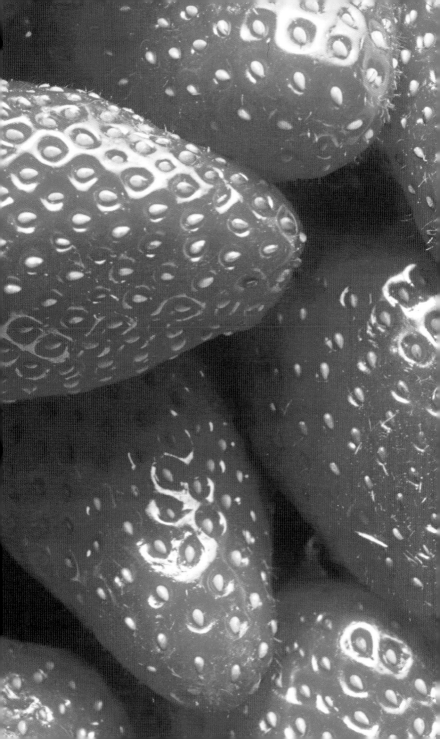

## 109 crema de cacao en bocadillo

### Mi hija de 6 años toma una vez a la semana, porque le gusta mucho, crema de cacao en bocadillo, ¿hago bien dándosela?

Estas cremas de chocolate son alimentos muy calóricos (500 kilocalorías por cada 100 gramos), porque tienen la grasa del cacao, y además están normalmente elaboradas con avellanas, saludable fruto seco rico en aceite.

Cuando sus ingredientes son vegetales, estas cremas no contienen colesterol.

Sobre todo en niños con un cierto sobrepeso no es sano abusar de ellas. Pero dos veces a la semana puede estar bien si son delgados y hacen mucho ejercicio, ya que el cacao es el alimento más rico en hierro y magnesio, minerales muy importantes para los niños.

El pan con chocolate, sea del tipo que sea, es una merienda excelente, para tomar uno o dos días por semana.

Lo óptimo es ir variándoles las meriendas.

## 110 seis piezas de fruta al día

### ¿Es sana mi costumbre de tomar seis piezas de fruta a media mañana?

Este número de piezas pesan alrededor de un kilo, y haciendo el cálculo con frutas variadas, la cantidad de azúcar que de golpe te pasa a la sangre es de unos 150 gramos, algo así como tomarte quince cucharadas soperas de azúcar. Un kilo de fruta anda por las 1.200 kilocalorías, la mitad de la ración calórica que necesitas para todo un día. Estás haciendo un disparate.

Siempre es mejor repartir los alimentos. Tu organismo puede quemar el azúcar contenido en esta misma cantidad de fruta, si la comes espaciada a lo largo del día, y haciendo además bastante ejercicio. Es demasiado azúcar para una sola toma.

Y el azúcar que el cuerpo no utiliza como fuente de energía lo transforma en grasa.

## 111 fruta entre horas

### ¿Cómo engorda más la fruta, tomada en las comidas o entre horas?

Todo depende de lo que se coma. Si el menú se compone de un primero y un segundo plato fuertes, con muchas grasas y calorías, al tomar como postre una fruta, que contiene un aporte importante de azúcar, puede colaborar a engordar, porque este azúcar es fructosa, y se transforma con facilidad en más grasa.

Si la comida es ligera, ensalada y pescado o carne a la plancha (siempre es recomendable no pasar de los 150 gramos), puede incluirse una fruta en cualquier momento de la comida.

Mezclada con la ensalada resulta deliciosa y no ocasiona ningún problema a nivel digestivo ni de salud, y tampoco engorda.

CREMA DE
CACAO

FRUTA

VERDURA

GALLETAS

HÍGADO

# 112 fruta y verdura

RACIÓN DIARIA

### ¿Cuánta verdura y piezas de fruta hay que comer al día para conseguir una dieta equilibrada?

Con dos frutas al día es suficiente para garantizar nuestras necesidades de vitamina C.

Las verduras pueden comerse sin límite. Deben presidir cada día la mesa, crudas, asadas, hervidas y en ensalada, de acompañamiento o como plato principal.

En nuestro país tenemos la buena costumbre de asar los pimientos, las berenjenas, la cebolla... y es un sistema fenomenal de comer verdura.

A lo largo de todo el día se pueden consumir fácilmente unos 600 gramos de verdura. Es el producto más ligero que existe, con fibra, vitaminas y muchos minerales, en definitiva, un «buen negocio» para nuestra salud.

# 113 galletas tipo «María»

BEBÉS

### ¿A qué edad se le puede dar galletas tipo «María» a un bebé?

Nunca antes de los nueve meses, porque están fabricadas con harina de trigo, y el trigo tiene gluten, una proteína estupenda y muy completa, que a los niños puede producirles intolerancia cuando se les introduce muy pronto. Por esta razón, las papillas de iniciación a los cereales están hechas a base de maíz y arroz, cereales sin gluten.

Al llevar grasa, estas galletas, como casi todas, aportan más calorías (400 kilocalorías por cada 100 gramos), y ésta es su diferencia con el pan tradicional, que por no tener grasa ni azúcar es menos calórico (250 kilocalorías por cada 100 gramos).

# 114 hígado de pollo

NIÑOS

### ¿Una vez a la semana puedo introducirle en la dieta hígado de pollo a un niño muy pequeño? Me da miedo el colesterol

El secreto está en la cantidad.

Cierto, las vísceras tienen dosis muy altas de colesterol, el hígado de pollo unos 300 miligramos por cada 100 gramos, cuatro veces más que las carnes. Pero también es uno de los alimentos más ricos en hierro y ácido fólico.

A pesar de sus virtudes se debe tener en cuenta la siguiente norma: siempre que se consuman vísceras de animales, las dosis no deben pasar de los 30 gramos.

# 115 huevos

RACIÓN SEMANAL

### ¿Cuántos huevos pueden comerse sin problema a la semana?

Partiendo de que el mercado nos ofrece distintos tamaños, entre 30 y 80 gramos sin cáscara, una cifra aconsejable es tomar 300 gramos de huevo como máximo a la semana.

El día que comas huevo, reduce carne y embutido, para no abusar de la proteína y el colesterol.

Acompañados de verdura, en tortilla (de espinacas o grelos) y ensalada, es la manera más dietética de combinarlos, porque la fibra de la verdura frena y disminuye la absorción del colesterol.

Además de colesterol (500 miligramos por cada 100 gramos de huevo), tienen lecitina, un producto emulsionante y disolvente, maravilloso para nuestro organismo, que favorece la memoria y nos ayuda a mantener limpias las arterias.

# 116 huevos

BEBÉS

### El pediatra me recomendó introducirle la yema de huevo a mi hijo después de los diez meses, y la clara al año, ¿por qué motivo?

Sucede lo mismo con el pescado.

Antes de los nueve o diez meses, por inmadurez de su aparato digestivo, puede aparecer intolerancia a la proteína de estos dos alimentos, y se deja para más tarde la clara, que es precisamente una pura proteína.

Para comprobar si el bebé presenta alguna reacción de tipo alérgico, conviene empezar por media yema, y siempre cocida. Esta parte del huevo tiene un gran contenido en hierro, mineral de gran importancia en la dieta de los pequeños.

Pero atención, nunca hay que darles más de dos huevos a la semana a los niños pequeños.

# 117 legumbres

### ¿Desde el punto de vista nutritivo, qué cantidad de legumbres es recomendable a la semana?

Conviene comerlas tres veces como mínimo, variadas y como plato principal. Lentejas, judías, garbanzos, habas, guisantes... Preparadas de forma diversa, guisadas, con verduras asadas o en ensalada.

La ración normal para un adulto es de 200 a 250 gramos de legumbres cocidas, que aportan entre 200 y 250 kilocalorías. A las que deben sumarse las calorías de grasa, tropezones y condimentos que las acompañan. Mezclándolas con pequeños trozos de algún producto animal, carne, huevos o pescado se consigue con las legumbres de plato único un menú muy nutritivo.

El exceso de proteína no es bueno para la salud, razón por la cual es necesario compensar esta dieta comiendo más verdura.

**HUEVOS**

**LEGUMBRES**

**PESCADO**

**BACALAO**

**PLÁTANO**

# 118 pescado/bacalao

CANTIDAD RECOMENDADA

### ¿No será excesivo comer pescado todos los días y bacalao dos veces por semana, como en nuestra casa?

Al contrario, hacéis muy bien, y en este libro aparece muchas veces lo saludable que es.

Por lo menos una vez a la semana, tomar bacalao resulta excelente, porque es un pescado muy nutritivo, y esta recomendación debe hacerse de manera especial a todas las personas mayores. Tiene una proteína muy fácil de digerir, por eso les viene muy bien a las personas enfermas. Es un pescado blanco y prácticamente no tiene grasa. El salado conserva toda su proteína, que llega hasta un 40 por ciento en el bacalao seco, lo mismo que las vitaminas, siendo uno de los alimentos más ricos en vitaminas A y D.

Es más sano tomar pescado todos los días que carne.

En Japón lo hacen desde tiempo inmemorial, y por esta razón es la nación con menos problemas de colesterol y enfermedades cardiovasculares, junto con los países del Mediterráneo.

# 119 plátano

UNO AL DÍA

### A muchos niños les gusta más el plátano que otra fruta, ¿pueden tomar uno al día?

Sí, es buenísimo, se trata de una fruta muy especial: aporta azúcar o hidratos de carbono en dosis no muy alta (20 gramos por cada 100 gramos); una manzana, por ejemplo, tiene 14, pero la mayoría de las manzanas pesan más de 200 gramos, y los plátanos no llegan a 100. Además el azúcar del plátano se absorbe muy lentamente, al estar en forma de almidón.

Es uno de los alimentos más ricos en potasio, y tiene ácido fólico, vitamina fundamental para evitar anemias y problemas cardiovasculares.

# 120 comida

CAMBIOS DE HORARIO

### Cada quince días mi marido trabaja en tres turnos diferentes, ¿debo darle un régimen especial?

Los cambios de turno y horarios laborales son causa de estrés para mucha gente.

Lo más importante es que siempre haga tres comidas a lo largo de las veinticuatro horas, y cuando le toque a medianoche, que coma algo, para evitar un gran desgaste de su sistema nervioso. Pero la clave son tres comidas al día, equivalentes a desayuno, almuerzo y cena, aunque las haga a horas diferentes.

Requiere más vitaminas del grupo B (están en las legumbres y el jamón) que un trabajador de horario regular.

También la levadura, otro producto rico en vitamina B, es la solución para muchas personas que sufren estos difíciles horarios laborales. Se encuentra comercializada como levadura de cerveza.

# 121 desorden de comidas

CANSANCIO Y ESTRÉS

### ¿Hago mal comiendo de manera desorganizada a distintas horas?

Esto es absolutamente negativo para la salud. Necesitamos orden y cumplir un horario, porque nuestro organismo también lleva un ritmo biológico, y es fatal cambiárselo continuamente.

Se ha comprobado que la falta de ritmo regular provoca estrés y cansancio, factores influyentes en el desorden orgánico.

Hay personas con dietas especiales para quienes la organización y comer a unas horas fijas es primordial, por ejemplo los diabéticos.

# 122 dieta personalizada

ADELGAZAR

### ¿Por qué el mismo régimen o dieta a unas personas les va bien y a otras no?

Es obvio, no hay dos organismos exactamente iguales: la genética y los hábitos de comportamiento, incluidos los nutritivos, son diferentes, lo mismo que el historial clínico. En consecuencia lo ideal es hacer siempre dietas personalizadas.

Por ejemplo, entre hombres y mujeres ya hay diversidad: la mujer quema menos calorías que el hombre, y en consecuencia, si quiere adelgazar, no puede tomar la misma cantidad de grasa y de azúcares e hidratos de carbono.

Se puede hacer una dieta más femenina o más masculina, adecuada al número de calorías que se queman.

Otro factor importante es la edad. Mucha gente comprueba cómo la dieta eficaz de la juventud no le funciona a los cincuenta.

Hay personas que tienen más apetito por la mañana, y si haciendo dieta toman un desayuno muy ligero, probablemente a media mañana sentirán hambre, y terminarán comiendo algo de más. Es otra variante: habrá que repartir la comida en función del apetito de cada uno.

Hay toda una larga serie de peculiares detalles a tener en cuenta para que la dieta funcione bien.

Si no se come a gusto, con alimentos apetecibles, se acaba destrozando el régimen y picando entre horas.

## 123 apetito sólo en desayuno y merienda

**Tengo una niña muy delgada que sólo tiene ganas de comer a la hora del desayuno y en la merienda**

Le sucede a muchos niños, y también es algo habitual entre la gente muy delgada.

No aumentan de peso, por la propia composición del desayuno y la merienda, que llevan generalmente muchos hidratos de carbono (azúcares), pero pueden no metabolizarlos bien por falta de vitamina B, y son muy pobres en proteínas.

De cualquier forma, es bueno aprovechar los momentos de más apetito para dar una buena alimentación, de más calidad y variedad.

Un ejemplo: si el desayuno habitual es de dos típicas tostadas con mermelada, se puede hacer una tostada así y otra con algo salado, jamón, atún o queso; es decir, introducir un nuevo alimento con proteína y sal, que ayudará a la absorción del azúcar.

En estas tomas de comida debe entrar, a la vez, una cantidad importante de lácteos (leche, queso, yogur) y aceite, por ejemplo sobre tostadas.

Sin olvidar las frutas, aunque sea en forma de zumos.

## 124 régimen diario de comidas

NIÑOS

**¿Cuántas comidas debe hacer un niño al día?**

Siempre cuatro como mínimo: desayuno, almuerzo, merienda y cena. Es muy importante que no se salten la merienda.

Al repartirles de esta forma la comida, estamos favoreciendo la asimilación de nutrientes, para que su organismo crezca en plenitud, tanto de cuerpo como de mente. Las cuatro comidas diarias son el secreto para un buen desarrollo y rendimiento cerebral.

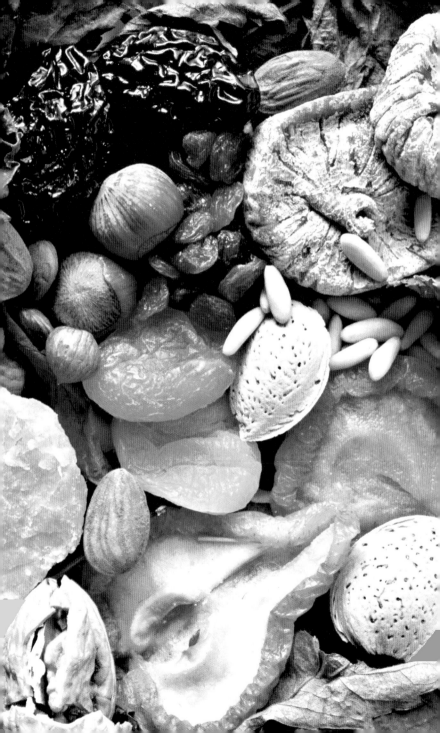

# 125 una sola comida al día adelgaza

### ¿Adelgaza suprimir una comida al día, por ejemplo el desayuno?

DIETA

DESAYUNO

Radicalmente no, y con riesgos impredecibles. Eso significa estar muchas horas en ayunas, que es muy perjudicial para la salud en general, y para el sistema nervioso en particular.

Todo el organismo y aún más el cerebro necesitan permanentemente energía, glucosa y proteínas. Y un buen aporte de nutrientes para vivir con salud sólo se consigue repartiendo la comida de modo conveniente a lo largo del día.

Nunca elimines el desayuno, que como indica su nombre es salir del ayuno: te expones a que el cerebro funcione con bajo rendimiento, y a favorecer el envejecimiento prematuro, consecuencia también de no cenar.

# 126 monotonía en la dieta

ADELGAZAR

### Desayuno y ceno siempre lo mismo, ¿puede ser la causa de que no adelgace?

La variedad es uno de los secretos que garantiza una buena dieta.

¿Por qué tus comidas han de ser aburridas, con la riqueza de alimentos apetitosos que hoy día tenemos a nuestro alcance? Piénsalo. Revisa tu dieta; la monotonía suele provocar carencias de algunos minerales y vitaminas.

El organismo está nutrido correctamente cuando recibe de modo alternativo y variado todos los alimentos. Si no hay deficiencias nutricionales se adelgaza con mayor facilidad. Prueba a plantearte el desayuno y la cena como una fiesta distinta cada día, sorpréndete.

# 127 falta de apetito en el desayuno

NIÑOS

### ¿Qué puedo hacer con una niña de ocho años que se niega a desayunar?

Que prepare contigo su desayuno, hacerlo, compartirlo y desayunar juntas sería un buen método. Da muy buen resultado que los niños entren en la cocina. Claro, es más fácil practicar esto los fines de semana y en vacaciones.

Sorpréndela como jugando, invítala a cosas deliciosas: tostadas, canapés o pequeños trozos variados de pan con jamón, queso y mermelada. Es más fácil seducirles así que ofreciéndoles, por ejemplo, un bocadillo.

A los niños inapetentes también les funciona empezar el día con un generoso zumo de frutas, un licuado, un yogur de fresa o un plátano, que lo comen volando.

Pero el argumento fundamental para que un niño desayune es que cene ligero y sin grasas. Cuando en la última comida del día abundan los embutidos, el aceite, la mantequilla, los fritos..., la digestión puede durar toda la noche, y al día siguiente pequeños y grandes nos levantamos con inapetencia.

# 128 mal desayuno

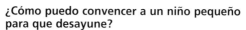

### ¿Cómo puedo convencer a un niño pequeño para que desayune?

Generalizando, contra la inapetencia a la hora del desayuno la solución puede estar en hacer cenas muy ligeras, con alimentos de fácil digestión.

En nuestro país tenemos la costumbre de cenar muy tarde y de manera abundante, por lo que resulta bastante lógico levantarse sin apetito. La primera norma, por tanto, es avanzar la hora de la cena, para ir a la cama con el estómago vacío. Hacer cenas no excesivamente copiosas, pobres en grasa y sin fritos.

Para niños muy inapetentes da buen resultado despertarles con un pequeño zumo de fruta, que deberán tomar en la cama.

Mientras se lavan y arreglan, ese zumo habrá hecho una limpieza preparatoria del estómago. La fruta es aperitiva, estimula la secreción de ácido clorhídrico, les abre el apetito, y querrán desayunar.

# 129 desayuno

GENTE QUE HACE DEPORTE

### ¿Qué desayuno es bueno para quienes hacen deporte por las mañanas?

Conviene empezar el día con un buen zumo de frutas, o fruta mezclada con yogur.

No debe faltar un aporte de pan o cereales, que al proporcionar hidratos de carbono de absorción lenta, mantienen un eficaz aporte de energía durante toda la mañana.

Son totalmente desaconsejables los desayunos cargados de grasa, porque su digestión es lenta y pesada, nada conveniente cuando se practican deportes.

# 130 desayuno

MERMELADA Y MANTEQUILLA

### ¿Desayuno de manera completa a base de leche con tostadas, mermelada y mantequilla?

Así hace mucha gente, y este primer alimento del día se ofrece también en hospitales, hoteles y residencias para mayores.

La mantequilla o grasa batida de la leche es muy rica en vitaminas A y D: 10 gramos de mantequilla tienen unas 80 kilocalorías. Está bien untar la mantequilla sobre el pan tostado, pero no debe hacerse al revés, primero untar y luego tostar, porque hay riesgo de quemar la grasa de la mantequilla.

Elaborada con frutas, la mermelada es rica en azúcar, sin embargo, su contenido en vitaminas y minerales es menor al de la fruta fresca; en 30 gramos de mermelada hay alrededor de 80 kilocalorías.

Para calcular el contenido calórico de tu desayuno sumas las calorías del pan (125 kilocalorías por cada 50 gramos), de la mantequilla, la mermelada (lo habitual es desayunar 10 y 30 gramos respectivamente) y de la leche (un vaso de 200 cc contiene 120 kilocalorías).

Una persona de vida sedentaria no debe hacer un desayuno como éste, compuesto en gran parte por azúcar y grasa.

Una alternativa más saludable para ganar calcio y proteína, reduciendo mantequilla y mermelada, es tomar la mitad del pan con queso bajo en grasa. A medida que uno se hace mayor, es de gran trascendencia ir aumentando el consumo de lácteos, porque el organismo necesita más calcio.

# 131 mal desayuno

RENDIMIENTO ESCOLAR

## ¿Un mal desayuno puede influir en el bajo rendimiento escolar de nuestros hijos?

Guarda estrecha relación.

Lo comprenderás muy fácilmente: el cuerpo de un niño utiliza muchos nutrientes porque está en crecimiento continuo, y su cerebro necesita proteínas y glucosa en abundancia para funcionar bien.

Cuando el desayuno es deficiente, no se recuperan todas estas buenas sustancias, que se han gastado durante el largo ayuno nocturno, y habrá un mal rendimiento intelectual, falta de concentración, dificultad para grabar en la memoria los conocimientos recibidos.

Por eso, cuando los niños abandonan la papilla de cereales deben continuar tomándolos bajo otras presentaciones con la leche.

Está de moda con razón científica la mezcla de leche con cereales, porque es un desayuno excelente, rápido y completo, rico en vitaminas, y con una proteína de magnífica calidad. Cualquier combinación de lácteos y cereales, por ejemplo el pan con queso, es una de las mejores bases para hacer un buen desayuno.

# 132 manzana

MERIENDA

## ¿Es buena la manzana para merendar?

Sí, sobre todo para los niños y jóvenes, que sudan mucho con el ejercicio. Porque además de fibra vegetal y vitaminas, tiene muchísima agua y minerales.

Y es curioso observar que al rato de morder o partir una manzana por la mitad se va poniendo oscura, debido a la desaparición de la vitamina C que la está protegiendo del oxígeno. Cuando nos comemos una manzana recién pelada, o sin pelar pero bien lavada, esta vitamina protege exactamente igual a nuestro organismo, que así no se estropea, lo mismo que la manzana abierta al aire.

Pero la merienda resultará aún más completa y nutritiva si a la manzana le añadimos algún lácteo, yogur, queso o un vaso de leche. Con esta mezcla de alimentos hacemos una merienda estupenda.

## 133 merienda

NIÑOS

### ¿Cuáles son las meriendas más saludables para los niños?

Tres veces a la semana como mínimo todos los niños deben tomar pan con queso.

Otra buenísima combinación es la fruta mezclada con yogur: prepararles un buen bol de frutas y añadir el yogur. Este alimento, con cereales y frutos secos, almendras, nueces o avellanas, es otra gran idea.

Siempre serán meriendas saludables cuando el principal ingrediente sea el pan, que debe ir sustituyendo el consumo abusivo de bollería: pan con jamón, miel, azúcar, mermelada, aceite..., y un día a la semana pan con chocolate.

La bebida de sus meriendas tiene que ser leche o zumo de frutas.

## 134 ardores de estómago

EMBARAZO

### Siempre he padecido ardor de estómago, pero ahora con el embarazo es peor, por las noches me es imposible cenar

Con las siguientes pautas notarás alivio:

- Reparte las comidas a lo largo del día, lo recomendable son cinco.
- Prueba a tomar durante una temporada todos los alimentos hervidos: el pescado, las verduras, el pollo, la patata, el arroz e incluso la fruta, y solamente manzanas y peras.
- Tolerarás bien la cuajada y quesos con poca grasa, no los otros productos lácteos.
- Prohibido el café y las infusiones de menta.
- No pruebes los cítricos.

## 135 hernia de hiato

ALIMENTACIÓN

### Tengo hernia de hiato, ¿qué alimentación debo seguir?

Las personas con este problema tienen ante todo que poner orden en su última comida del día, suprimiendo todos los alimentos que les provocan molestias, y adelantando la hora de la cena, para llegar a la cama con el estómago vacío.

Hay que aprender a no comer en la cena alimentos como los siguientes:

- Platos con mucha grasa: embutidos, carnes grasas, nata, chocolate, quesos grasos, y fritos.
- Alimentos que son por sí mismos ácidos, como la naranja, el tomate, el vinagre y el yogur. Toma en cambio cuajada, es el producto lácteo que mejor toleran las personas con hernia de hiato.
- El puerro, el ajo y la cebolla no deben tomarse ni crudos ni cocidos.
- Agua con gas, o cualquier otra bebida que contenga gas.
- Bebidas alcohólicas.

Todos estos productos puedes consumirlos en el desayuno y el almuerzo, si no acostumbran a darte problemas, pero están absolutamente desaconsejados en la cena.

Suprimiéndolos de tus menús nocturnos, te encontrarás muy bien. Y se te reducirán las molestias propias de la hernia de hiato, trastorno debido a que la válvula de comunicación entre el esófago con el estómago no cierra correctamente y permite el paso de los jugos ácidos del estómago al esófago. Esta anomalía explica la sensación agria y de ardor en el esófago y la garganta.

Como medida práctica también se recomienda elevar la cabecera de la cama unos 15 cm, para frenar así el molesto «reflujo» de los ácidos estomacales.

# 136 cena

### Estoy preocupada porque mis hijos de 2 y 8 años sólo me quieren cenar leche con bollos, el pescado ni lo prueban

Más que una cena, hacen una merienda.

La última comida del día debe ser completa y aportar proteína de calidad porque son muy pequeños y están desarrollando su cerebro, y además por esta razón fundamental también necesitan yodo; el pescado contiene estos dos nutrientes.

Empieza haciéndoles croquetas de pescado; el pescado blanco, hervido y frío, tiene un sabor muy suave, puede mezclarse con patata y alguna salsa que les guste, como mayonesa o bechamel. Ocúpate seriamente de que lo tomen.

Tienes que conseguir educarles en el hábito de una alimentación variada. A estas edades los niños no pueden decidir lo que les conviene, házselo entender: tú tienes el conocimiento, quieres lo mejor para ellos y tus opiniones son las mejores.

# 137 cuajada o yogur

### Mi cena consiste sólo en cuajada o yogur, ¿es suficiente?

Lo realmente saludable es que a lo largo del día el cuerpo reciba todos los nutrientes que necesita. Se tiende cada vez a cenar menos, sólo fruta o un lácteo, queso, cuajada, yogur... Y si bien es cierto que los lácteos son alimentos muy completos, son sin embargo, pobres en hierro y fibra.

Pues si en las otras comidas no has cubierto tus necesidades de estos dos productos, la dieta de cuajada o yogur nada más resultará pobre y desequilibrada.

De todas maneras, es más aconsejable cenar un lácteo, con sus buenas proteínas y calcio, que frutas, muy insuficientes en estas sustancias nutritivas esenciales.

# 138 dulce

### ¿Mi adicción al dulce puede traerme problemas de salud?

La mayoría de los productos dulces tienen azúcar y grasa en cantidad, generalmente también mucho colesterol, y su abuso es uno de los factores que más están contribuyendo al aumento de las enfermedades cardiovasculares.

La combinación de grasa y azúcar resulta altamente calórica. Resulta curioso que la sabia naturaleza no ofrece productos ricos a la vez en azúcar y grasa, por ejemplo la fruta fresca tiene azúcar pero no grasa, y en cambio la seca, como las almendras, contiene aceite (grasa) sin azúcar.

Uno de los alimentos que ayudan a frenar el irresistible deseo del dulce son los frutos secos naturales: su grasa saludable ayuda a bajar el colesterol, y al tener poquísimo azúcar incluso pueden tomarlos los diabéticos.

Aficiónate a los frutos secos y deja de lado tanta bollería: saldrá ganando tu salud. Un buen ejercicio es aprender a tomar unas veinte almendras, masticadas muy lentamente.

# 139 el segundo plato

### Mi hija de nueve años no come los segundos platos y prefiere un trocito de pollo o pescado a un filete

Tranquila, porque dándoles a los niños demasiada carne estamos contribuyendo, sin querer, a que padezcan un exceso de colesterol. A esta edad tienen suficiente con 60 a 90 gramos de pescado o carne al día. Y es correcto mezclarles y disimularles esta ración con el primer plato.

Un ejemplo estupendo de dieta son los macarrones: la pasta mezclada con esa poquita carne picada, que se la comen con facilidad, es suficiente para estar bien alimentados.

Este buen aporte proteico debemos completárselo con leche, yogur y queso.

# 140 postre

NIÑOS

### Uno de mis hijos come poco y nunca quiere postre

Muchas veces las madres ponen especial interés en que se coma el segundo plato, de carne o pescado, rico en proteínas, y descuidan el postre e incluso el primero. Y están en un error: tomar sólo proteína ayuda a adelgazar en lugar de a engordar, y es muy importante que la dieta sea completa.

Hay que comer patatas, legumbres, pasta, arroz y pan, que aportan glucosa al organismo (porque el almidón está constituido por glucosa), y la fruta o los postres (azúcares) son también muy importantes.

Se alimenta más correctamente quien hace comidas con pequeñas cantidades de varios alimentos, que quien acostumbra tomar siempre la monodieta de un solo producto.

El postre para tu hijo es imprescindible. Una buena solución es la fruta en almíbar: con un pequeño trozo se consume más azúcar, y a los niños les gusta mucho.

# 141 fruta

FALTA DE APETITO

### No consigo que mi hija tome fruta, es inapetente y tarda más de una hora en comer

Hay niños que son lentos para comer, lo que en principio incluso está bien, pero sin exagerar, siempre en el punto medio está la virtud.

Muchas veces la mamá le dice al hijo: «¡Qué guapo, qué rápido has comido, campeón!» Y no está bien, no es guapo por haber comido deprisa, al contrario, puede estar dañando su organismo. Lo saludable es hacerlo lentamente.

En efecto, hay niños a quienes la comida les resulta poco atractiva, e incluso aburrida. La mejor solución es crearles un ambiente agradable mientras comen, hablar, divertirles. Y no le des importancia a que tu hija coma despacio. Cuando aceptamos la personalidad del niño, el problema se va diluyendo y comienza a tener arreglo.

No tomar fruta o alimentos crudos como las ensaladas es perjudicial para la salud, porque los humanos no podemos vivir sin vitamina C, enfermaríamos de verdad.

La misión de esta vitamina es proteger todas nuestras células, y a los niños se lo podemos demostrar con una manzana: partiéndola por la mitad la vemos apetecible, saludable y hermosa, pero al cabo de un ratito se pone fea y como oxidada, debido al contacto con el aire, y porque se le fue la vitamina C que la protegía. Si no come fruta, a tu hija le faltará este escudo, y se pondrá mal como la manzana.

A los niños hay que meterles imágenes por los ojos, para que entiendan las cosas y la vida; todo esto es mucho más profundo y serio que los caprichos de mamá.

Los niños aceptan la fruta mezclada con ensaladas o triturada con algún alimento que les guste mucho, por ejemplo los yogures de sabor agradable.

## 142 sin fruta ni verdura en la dieta

**Mi hija de 9 años sólo come pan y carne;
la verdura, la fruta y las ensaladas no las pueba**

A esa edad ya es necesario enseñarle que no se puede comer así, sin tener un problema de salud. Ahora mismo a lo mejor no lo siente, pero a buen seguro que dará la cara más adelante. De verdad, todos estos principios básicos de la nutrición no son una moda o un capricho. Y no basta con comer, hay que conservar la salud.

Para protegerse del sol, el aire y el frío, los vegetales fabrican sin parar una serie de sustancias que nos regalan y pasan a nuestro organismo cuando los comemos, convirtiéndose en defensa y protección frente a muchas enfermedades. Trata de convencer a tu hija, ya tiene edad de comprenderlo.

## 143 dieta sin carne ni pescado

ANEMIA

**No me gusta el pescado, la carne, ni las verduras,
y tengo anemia. ¿Cómo puedo curarla sin tomar estos
alimentos, ni tampoco pastillas?**

No se le pueden pedir milagros a la naturaleza. Es como desear fervientemente tener una planta preciosa, sin riego ni abono. Es llana y radicalmente imposible prescindir de estos productos, porque las carnes y los pescados son dos grupos de alimentos ricos en hierro. Lo mismo que las verduras, que llevan también ácido fólico, vitamina necesaria para la formación de los glóbulos rojos.

Prueba e intenta disimular esos alimentos con otros que sí te gustan. Haz, por ejemplo, la verdura en puré, añadiéndole trozos de queso, para que domine más este sabor. Anímate a las ensaladas de verduras y mejillones (muy ricos en hierro), de carnes y pescados, hervidos o fríos, con el fin de mezclar y enmascarar los sabores.

En las legumbres también tienes otra alternativa.

Pero carece de fundamento pedirle al cuerpo que tenga hierro si no se lo damos. Y este aporte ha de ser diario, porque cada día para estar sano y bien nuestro organismo necesita fabricar glóbulos rojos.

# 144 lactancia

ALIMENTOS PARA FAVORECERLA

**Estoy dando el pecho a mi bebé, pero me quedo sin leche por la noche, como poco y no tengo apetito, ¿existe algún alimento que estimule la secreción de leche?**

El organismo de una madre lactante necesita mayor cantidad de líquido y varios nutrientes para fabricar una leche de alta calidad.

Hay una fórmula ideal para conseguir una buena «subida de leche» en cada mamada, y consiste en beber (zumos de frutas, leche, infusiones, leche de almendras...) cada vez y en el mismo momento que tu hijo empieza a mamar. La infusión más efectiva es la de anís estrellado.

Para asegurar tanto la abundancia como el excelente poder nutritivo de la leche materna, hay que cumplir cuatro pautas alimenticias:

- Tomar o mezclar pequeñas cantidades de levadura de cerveza con las bebidas.
- Consumir 3 o 4 cucharadas soperas de aceite de oliva virgen en las comidas de cada día.
- Comer alimentos ricos en almidón (pan, legumbres, patatas, arroz, pasta...), porque son una base alimenticia muy importante.
- Aumentar los productos lácteos; equilibran mucho la dieta pequeñas porciones de queso a lo largo del día.

# 145 anemia

VITAMINA C

**Tengo una hija muy mala comedora, tiene anemia, el pediatra le recetó hierro, y hasta en el colegio están preocupados por su falta de apetito**

Con mucha perseverancia, haz lo siguiente: dale alimentos ricos en hierro y vitamina C. Incluso cuando tome el suplemento de hierro que le han recetado, que lo haga bebiendo un poco de zumo de naranja, porque la vitamina C le ayudará para absorber mucho mejor el hierro. Muchas personas tienen la dificultad de que este importante mineral les pase de la comida a la sangre.

La bebida para cenar, y abrirle de paso el apetito, debe ser un generoso zumo de frutas, ahí encontrará su organismo esta vitamina.

Trituras perejil crudo muy picadito y, acompañado con unas gotas de limón, se lo mezclas en todas las comidas del día: sopa, purés, ensaladas, zumos, carnes o pescado. Una cucharada es la cantidad recomendable para cada jornada. El perejil es el vegetal más rico en hierro y vitamina C.

Por lo menos dos veces a la semana debe comer marisco, que puede ser barato y no por ello menos nutritivo: mejillones, berberechos...

Y habla con ella, explícale que sin comer no tiene energía para vivir, divertirse ni estudiar.

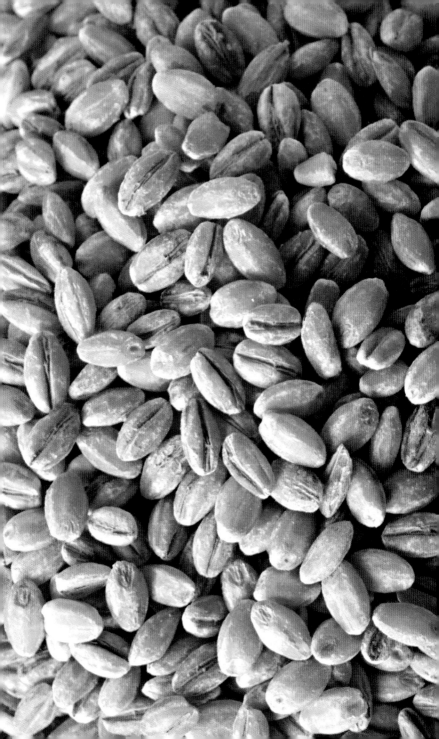

## 146 golosinas

### ¿Por qué son malas las golosinas para los niños?

La gran mayoría de golosinas y caramelos están fabricados principalmente con azúcar y colorantes.

El problema está en el exceso de azúcar, que es causa importante de caries en nuestros hijos, e incluso de obesidad.

Se están empleando colorantes que la mayoría toleran bien a pequeñas dosis, pero pasando de ahí pueden desencadenar todo tipo de alergias respiratorias, cutáneas, etc. El nivel de esta intolerancia es algo muy personal, máxime en el niño, dada su poca masa corporal.

Cuidado con el exceso de golosinas, también les quitan el apetito.

## 147 levadura de cerveza

### ¿Quiénes deben tomar de manera especial levadura de cerveza?

Las personas convalecientes de cualquier enfermedad, faltas de apetito y con carencias notables en su alimentación. Más gente necesitará tomar a diario en cada comida un suplemento dietético de unos 5 a 10 gramos de levadura seca de cerveza, porque es un excelente alimento concentrado, especialmente rico en proteínas y vitaminas del grupo B. De fácil asimilación a cualquier edad, además les va bien a quienes padecen problemas digestivos.

Tiene un gran valor diurético por el alto contenido en potasio, y por contra, al ser baja en sodio, resulta adecuada para cualquier hipertenso.

Su riqueza en minerales, como el selenio (ensalzado como factor de antienvejecimiento celular), el zinc y el cromo, convierten a la levadura de cerveza en un alimento recomendable para diabéticos.

## 148 pan y cereales

### Mi hijo está muy delgado, no quiere probar el pan ni los cereales

Los niños y en general las personas muy delgadas, que no suelen comer pan, tampoco toman muchas grasas, y así consiguen alimentarse con una dieta muy baja en calorías.

Un buen sistema para irles acostumbrando al pan son los bastones o palitos, que se elaboran con aceite de oliva, cada 100 gramos dan más de 400 kilocalorías. También apetece más, lo mismo a chicos que a gente mayor, el pan tostado con aceite de oliva.

Otro sistema para darle cereal a tu hijo son las populares palomitas de maíz; les gustan mucho a los niños. El pan es un alimento básico, y las personas delgadas pueden engordar con más facilidad tomándolo en todas las comidas.

# 149 comer deprisa

ENGORDAR

**Siempre como muy deprisa, y acabo cuando mi familia está a la mitad del plato, ¿esto engorda?**

Quien así procede suele comer más, continúa picoteando hasta que todos terminan. Mastica mal, y esto da un gran trabajo al aparato digestivo, resultando una digestión difícil y pesada.

La costumbre de comer muy deprisa indica un gran nivel de ansiedad; incluso cuando aumenta el nerviosismo se engulle a mayor velocidad. Todo irá mejor haciéndolo de manera más relajada. Mucha gente ha conseguido adelgazar comiendo despacio, nada más, masticar pausadamente se puede convertir a la vez en una excelente práctica de autocontrol.

# 150 delgadez

NO CONSIGUE ENGORDAR

**Estoy muy delgada, y por más que lo intento no consigo coger kilos**

Para las personas que nunca consiguen aumentar de peso hay cuatro normas casi infalibles:

- No dejes nunca el postre en el almuerzo y la cena.
- Descansa después de las comidas, y al cuarto de hora toma una taza de café o una infusión endulzada con azúcar o miel, y acompáñala con algo de picar, pastas o galletas, chocolate, almendras, frutos secos.
- Añádele un complemento de levadura de cerveza a todas las comidas. Es un alimento, no un medicamento, riquísimo en vitaminas del grupo B, que se encuentra en tiendas de alimentación y en las farmacias. En algunas comidas toma jamón magro, rico en la misma vitamina.
- Come pan con aceite en todas las comidas.

Por lo general, durante todo el día las personas muy delgadas se sacian antes y comen menos que las gordas, aunque pueden dar la impresión contraria, desayunando o merendando mucho. Con estas pautas se consigue aumentar calorías y favorecer la subida de kilos.

# 151 facilidad o dificultad para engordar

**¿Por qué algunas personas engordan con facilidad, y otras no lo consiguen de ninguna forma?**

Hay unas vitaminas, las del grupo B, que tienen una gran influencia en el metabolismo, concretamente en la utilización y transformación de los hidratos de carbono (azúcares) en grasa.

Igual que algunos coches gastan mucha gasolina, a las personas muy delgadas les ocurre lo mismo con las vitaminas del grupo B, y su organismo necesita más cantidad para formar grasa.

Por el contrario, todo lo que otras personas comen, lo aprovechan con un gran rendimiento y engordan. Quien no consigue engordar debe estudiar su dieta, para comprobar si es variada y suficiente en vitaminas del grupo B.

COMER
DEPRISA

DELGADEZ

ENGORDAR

AZÚCAR

FRUCTOSA

## 152 alimentación de un parado

**Al fin encontré trabajo, pero vengo del paro y he adelgazado un montón, estoy tenso y muy nervioso**

Cuando se viven circunstancias conflictivas, siempre entran también en crisis los hábitos alimenticios, y basta con una ojeada a la calle para comprobar que la enfermedad social del paro, además de otras goteras de salud, le hace perder kilos a muchas personas. La ansiedad influye negativamente en la salud y el peso.

Ahora felizmente de nuevo con trabajo, tienes que volver a una dieta muy completa, con alimentos realmente nutritivos. Lo más importante para ti es hacer cuatro comidas muy variadas al día, introduciendo la merienda, y sin saltarte ninguna. Deben contener legumbres, cereales integrales, carne, pescado y alimentos ricos en vitamina B, como el jamón.

Para aumentar las defensas y sentirte mucho mejor también necesitas una dosis alta de vitamina C, que conseguirás tomando frutas, zumos y ensaladas todos los días.

## 153 azúcar normal o fructosa

ENGORDAR

**¿Para no engordar es mejor endulzar con fructosa que poner azúcar normal?**

Da lo mismo en cuanto a su contenido calórico.

La fructosa es un azúcar blanco casi idéntico al normal o sacarosa, y las dos se comercializan de igual manera en paquetes, con la misma apariencia de pequeños cristales blancos.

La sacarosa es un disacárido constituido por dos moléculas juntas, una de fructosa y otra de glucosa; dicho de otra manera, la sacarosa es mitad glucosa y mitad fructosa. Estos dos azúcares son de absorción rápida, es decir, pasan inmediatamente a la sangre, transformándose con facilidad en triglicéridos.

No puede afirmarse que sea mejor un tipo de azúcar que otro, la única diferencia importante está en el sabor, la fructosa endulza más, y por esta razón es suficiente con menor cantidad. Con fructosa posiblemente le darás menos calorías a tu cuerpo.

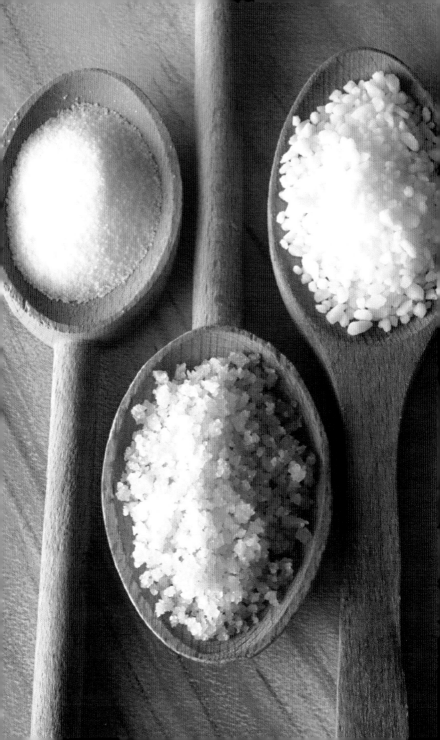

# 154 frutas de primavera

ENGORDAR

### En primavera desayuno seis nísperos con un yogur, ¿qué tipo de fruta engorda más?

Tomas una de las frutas que tiene más azúcar, 100 gramos de nísperos llevan unos 20 gramos de azúcar; son muy dulces.

Las fresas, por ejemplo, están en 5 y los albaricoques andan por los 6, siempre por cada 100 gramos. Estas dos frutas de primavera son de las más bajas en azúcar y en calorías.

Para poder disfrutar de todas sin engordar, el secreto está en tomar menos cantidad de las frutas más dulces, que tienen más azúcar.

# 155 sal

ENGORDAR

### ¿Poner mucha sal en las comidas engorda?

La comida que tiene mucha sal retiene agua, no es que engorde en el sentido de formar grasa, pero efectivamente al haber más agua el cuerpo gana en peso.

Cuidado con el exceso de sal en la comida, porque a mayor cantidad de agua, más volumen sanguíneo, y esto provoca un aumento de la tensión arterial.

# 156 ciruelas pasas y dátiles

ENGORDAR

### Tomo ciruelas pasas y dátiles contra el estreñimiento, pero me han dicho que engordan

Haces bien, porque tanto frescas como secas las ciruelas, los dátiles y las uvas pasas son frutas especialmente ricas en fibra, por esta razón funcionan contra el estreñimiento.

Que engordan no es cierto: cuatro ciruelas grandes o seis dátiles no tienen grasa, y aportan como máximo 150 kilocalorías, y cualquier bollo o pasta proporciona unas 250 y mucha grasa.

Por tanto, si picas algo entre horas en estas frutas puedes tener la solución. Porque son un concentrado de minerales, hierro, calcio, magnesio e incluso litio en el caso de los dátiles, necesario para que el sistema nervioso funcione correctamente y evitar problemas de depresión.

También se las puedes añadir a los yogures tipo bífidus, como fórmula eficaz para combatir el estreñimiento.

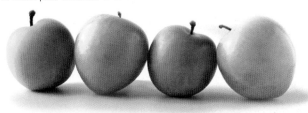

# 157 legumbres

**Aunque engorden, ¿son necesarias las legumbres para hacer una alimentación completa y sana?**

No tienen por qué engordar: unos 200 gramos de legumbre hervida dan 200 kilocalorías, no son un alimento de gran densidad calórica, y eso sí, estamos ante un producto muy completo, básico para hacer una dieta sana y equilibrada. Rico en proteína vegetal y almidón, pero bajo en grasa.

El problema de engordar está cuando se guisan con muchas grasas. El secreto de un estupendo plato está en hacerlo rico, sin disparar las calorías.

A las legumbres se les puede añadir cebolla, ajo, perejil, tomate, apio (el sabroso caldo de todo está cargado de sustancias nutritivas), muy poco aceite y no más de 30 gramos de carne o de embutido por persona.

Así se consigue una comida sana y completa con el interesantísimo aporte de fibra, vitaminas y minerales que hacen las legumbres, para conseguir una dieta sin carencias.

# 158 huevos fritos y chuletas

**¿Engordo tomando cada quince días huevos y chuletas?**

Comiéndolo con moderación no hay nada que nos haga engordar, ni siquiera los huevos fritos y las chuletas, aunque son alimentos altamente calóricos.

El secreto está en poner ingredientes sin grasa, una ensalada por ejemplo, en los otros platos del menú, para que así resulte más equilibrado y saludable.

# 159 dieta de adelgazamiento

**¿Conviene someter a un niño gordito de cinco años a una dieta de adelgazamiento?**

Para llevar a cabo una dieta de adelgazamiento es imprescindible siempre la colaboración y el entusiasmo del sujeto que se dispone a ello, en este caso un niño.

A sus años no tiene capacidad de entender por qué se le limita algunos alimentos y con las prohibiciones se puede llegar a provocar obsesión por la comida. A partir de los ocho años ya puede ser aconsejable. Tienes que vigilar y poner orden en la forma de cocinarle los alimentos, seguramente una de las principales causas del exceso de calorías en su dieta.

He aquí unas pautas que te darán buen resultado:

• Observa y modera los alimentos de los que abusa.

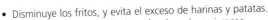

- Disminuye los fritos, y evita el exceso de harinas y patatas.
- Acostúmbrale a tomar leche sola, sin azúcar ni cacao.
- En lugar de bollería, anímale a consumir raciones moderadas de pan.
- Pon menos patata en los purés de verdura, y toma como base el calabacín, que es más ligero.
- En casa no debe encontrar galletas y golosinas, para que no tenga tentaciones de picar.
- Convierte el pescado en su gran amigo.
- Acostúmbrale a las ensaladas, muy nutritivas y bajas en calorías.

Cuando conseguimos detener en estos niños el aumento de peso, al crecer en estatura, su organismo va normalizando de modo natural la relación de talla y peso.

# 160 embarazo y lactancia

ADELGAZAR

**He estado dándole el pecho a mi hijo ocho meses, ahora quiero tomar la píldora y empezar una dieta de adelgazamiento para bajar los kilos que cogí durante el embarazo. ¿Son compatibles las dos cosas, y es verdad que la píldora engorda tanto como dicen?**

Para animar a todas las madres lactantes, lo primero que hay que destacar es que el momento ideal para proponerse adelgazar es, efectivamente, cuando se ha suspendido esta magnífica lactancia, porque el organismo femenino vuelve a la normalidad en ritmos y horarios, comenzando una privilegiada situación hormonal que favorece el adelgazamiento.

Además a esta edad, todavía joven, las dietas de adelgazamiento dan un excelente resultado; a partir de la menopausia es más difícil perder kilos. Sí, hay mujeres que cuando toman la píldora cogen unos kilos. Lo ideal es dejar que pase un mes o dos desde la interrupción de la lactancia hasta tomar la píldora y aprovecharlo para adelgazar con una dieta sana y nutritiva. Tomando la píldora también se adelgaza, aunque a un ritmo un poco más lento.

# 161 lecitina

DIETAS DE ADELGAZAMIENTO

**¿Para las dietas de adelgazamiento es buena la lecitina?**

Más que buena, resulta maravillosa. Emulsiona las grasas de nuestro organismo, es decir, hace el papel de un jabón emulsionante, y a la vez colabora en la formación del «colesterol bueno» (HDL).

De manera natural, encontramos lecitina en las legumbres, la yema de huevo, los cereales integrales y los frutos secos, y podemos obtenerla como complemento dietético, en forma de granulado (lecitina de soja granulada), o también en perlas y comprimidos.

Cada día son más quienes disfrutan de la lecitina como suplemento

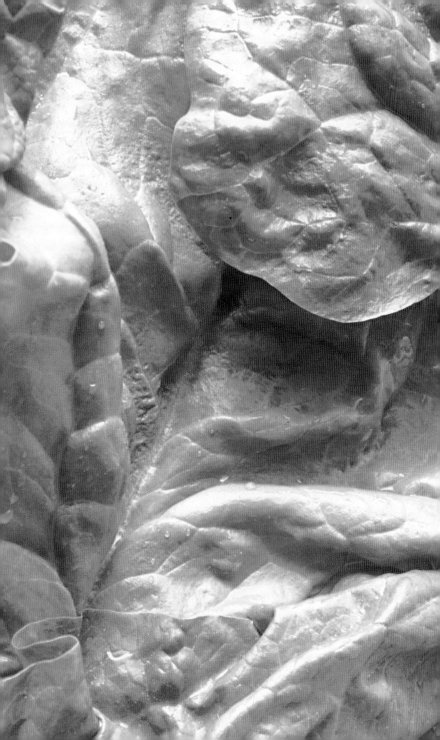

nutritivo, tomando diariamente una cucharadita, después de las principales comidas. Da una sensación de saciedad parecida a la que se experimenta cuando se acaba la comida con un trozo de chocolate; no en vano la lecitina es uno de los ingredientes que contiene cualquier tableta de este alimento.

Es bueno ingerirla especialmente cuando se sigue una dieta de adelgazamiento, porque entre otras propiedades la lecitina contribuye a mantener en buen estado el aparato circulatorio, le da elasticidad a la piel y ayuda a conservar la memoria.

Su sabor, que recuerda a las nueces, es muy agradable, y da placer masticarla.

## 162 menopausia

ADELGAZAMIENTO

### Sigo una dieta de adelgazamiento, pero a partir de la menopausia apenas consigo perder kilos. ¿Es normal?

Digamos que bastante habitual. Los cambios hormonales característicos de esta etapa de la vida femenina favorecen la tendencia a engordar. Siguiendo incluso esa dieta de adelgazamiento que a lo mejor años atrás resultó eficaz, puede no dar los mismos resultados al llegar a la menopausia.

Pero sí, muchas mujeres también pueden continuar adelgazando en esta época con una dieta adecuada, como las de este libro, a sabiendas de que el ritmo de adelgazamiento suele ser más lento.

No obstante, por la tendencia natural a engordar durante este período, debéis tener en cuenta que cada kilo adelgazado vale por dos, tiene más mérito: el kilo perdido más el que hubierais engordado, de no haber practicado la dieta. No se trata sólo de perder los kilos ganados, sino también de no ponerse encima kilos de más. Se necesita más constancia que nunca, pero la recompensa estética y de salud compensará el esfuerzo.

No hagas cualquier régimen, porque podrías pagar un precio muy caro y peligroso. A partir de la menopausia deben incrementarse en la dieta, aunque sea de adelgazamiento, los alimentos ricos en calcio (lácteos), con el fin de frenar la disminución paulatina de la masa ósea en los huesos, enfermedad llamada osteoporosis. Y también hay que hacer ejercicio al aire libre, para mantenerlos fuertes y evitar el sobrepeso.

## 163 menopausia

KILOS DE MÁS

### Tengo 49 años, ¿cómo no coger kilos en la menopausia?

A partir de los 40, la mujer tiene mayor tendencia a engordar, incluso hasta comiendo menos. Como ve que aumenta de peso, reduce alimentación, y el organismo se acostumbra a un menor gasto calórico, aprende a pasar con menos.

Pero el día que se come algo más de lo habitual, la báscula sube con facilidad.

Al llegar a esta etapa de la vida, a la mujer aún le es más imprescindible, si cabe, llevar a rajatabla una dieta variada: consumir distintos tipos de frutas y verduras, decir no a todos los alimentos ricos en azúcares y grasas, que juntos forman un eficaz cóctel de ganar kilos. Además hay que hacer ejercicio.

# 164 menopausia

ADELGAZAR

### ¿Qué puedo hacer para mantener el peso ideal en la menopausia?

Normas y hábitos que te funcionaron hasta aquí para perder kilos, por ejemplo el estar a fruta todo el día, ya no sirven, y esto le ocurre a la mayoría absoluta de las mujeres. Hay que aprender nuevas estrategias.

Produce resultados espectaculares la dieta de lechuga, cogollos, endibias y pescado durante toda la jornada, se van los kilos, y no se recuperan con facilidad.

También debes tener claro que los azúcares de absorción rápida (sacarosa, fructosa y lactosa) van a engordarte más que nunca en la vida. Grasas, las mínimas.

Poca carne y abundancia de pescado y marisco.

# 165 cáncer de mama

ALIMENTOS PREVENTIVOS

### ¿Existe algún tipo de alimentación para prevenir el cáncer de mama?

Antes de responder con algunas pautas preventivas, he aquí un dato bien elocuente: los países mediterráneos constituían una de las zonas del mundo con menor incidencia de enfermedades cardiovasculares, y a la vez registraban muy bajas tasas en diversos tipos de cáncer, entre ellos el de mama.

Por desgracia, en estos últimos veinte años cambió para mal este saludable panorama y el cáncer también se está convirtiendo en epidemia por esta zona, entre otros factores por el incremento de grasas saturadas en la dieta. Estamos cambiando nuestro tradicional y saludable sistema de comer, disminuyendo el consumo de vegetales, pan y legumbres, al mismo tiempo que aumentamos las grasas de origen animal. Hábito increíblemente típico de las naciones ricas, que se tienen por desarrolladas.

En especial las mujeres, para evitar el cáncer de mama, deben rebajar mucho la grasa en su dieta. Y para conseguirlo es necesario comer una gran abundancia de productos vegetales. También hay que moderar la ingesta de azúcar, porque nuestro organismo lo transforma con facilidad en grasa.

Con una perspectiva de muchos años, acreditadas estadísticas mundiales vienen detectando una relación muy directa entre cáncer de mama y mayor consumo de azúcar y grasas.

Un buen factor de protección será, por consiguiente, no engordar, e importantísimo evitar el estreñimiento con una dieta muy alta en fibra.

MENOPAUSIA

CÁNCER DE
MAMA

MANTENER
PESO

ANEMIA

# 166 mantener peso sin carencias nutritivas

**Para mantener mi peso, sin engordar ni padecer carencias nutritivas, ¿qué tipo de alimentación debo hacer?**

El secreto es comer de todo. Habituarse a una dieta variada, pero en la justa cantidad, que te aporte solamente las calorías que tu organismo necesita.

No existe un solo alimento que reúna todos los nutrientes necesarios para el ser humano. Sí, en cambio, nos los garantiza la variedad de nuestra alimentación.

No saltarse ninguna comida: tres como mínimo y mejor aún cuatro al día, pero ninguna muy abundante.

También es muy importante que las comidas produzcan un cierto grado de satisfacción y saciedad, la sensación continuada de hambre, muy difícil de soportar, es la principal causa del hábito de picotear entre comidas.

# 167 anemia

DIETA VEGETARIANA

**Mi hija suele comer verduras, cereales, ensaladas, algún yogur, y se niega a probar otros alimentos. Pero está baja en defensas y con anemia**

No puede ser de otra manera: con esta dieta es imposible que cubra sus necesidades de proteína, y la falta de este nutriente fundamental desencadena serios problemas de salud, porque lo necesitamos para fabricar defensas.

Está haciendo al mismo tiempo una dieta baja en hierro, y el yogur, como todos los productos lácteos, apenas lo lleva. Por fuerza tiene que sentirse desanimada, sin energía, y seguramente anémica.

No podemos vivir comiendo sólo verduras o frutas. ¿Sabes cuántos kilos de manzanas o de ensalada tendría que comer tu hija para cubrir la proteína que necesita? Pues veinte kilos al día, y eso es imposible. Cierto que la vaca o el caballo viven sólo de vegetales, pero se pasan el día comiendo y pastando, para hacer acopio de los nutrientes que necesita su organismo.

Y, de acuerdo, puede hacerse una buena dieta vegetariana, pero tomando, además de frutas y verduras, lácteos y legumbres (tienen un porcentaje de proteínas del 20%), combinados con cereales, por ejemplo las judías o lentejas que nuestras abuelas guisaban con arroz.

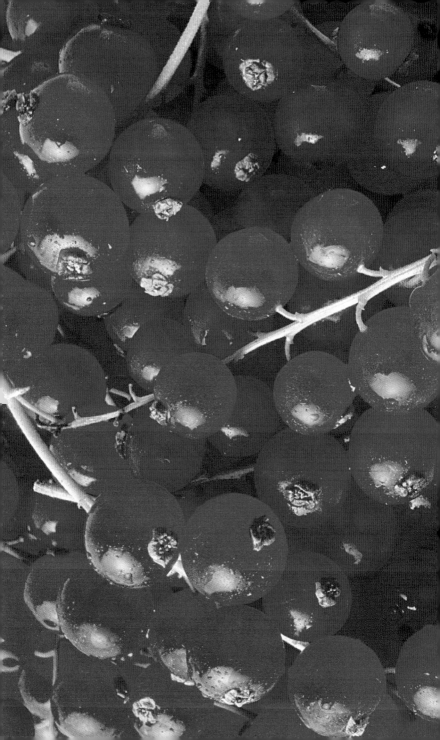

Las jovencitas que envidian a las modelos flacas deben saber que la proteína es imprescindible para mantener el cerebro en buen funcionamiento, para sostener altas las defensas y para gozar de energía. Tu hija puede caer en un problema de salud muy serio. Tiene que llegar al aprendizaje y al convencimiento de que su cuerpo necesita otros alimentos. Y si poco a poco los va introduciendo en su dieta, acabará llegando felizmente a su normal aceptación. No te canses de animarla.

# 168 oposiciones

ALIMENTACIÓN IDEAL

### Mi hija está preparando oposiciones, ¿qué alimentos le ayudan a rendir más, teniendo mucha salud?

Los especialmente ricos en proteínas. Como las oposiciones suponen un largo esfuerzo intelectual, una completa nutrición le dará renovadas fuerzas y buen estado de ánimo, que lo necesitará.

Su alimentación ha de ser variadísima, comiendo de todo, sin dejar fuera ningún grupo de alimentos. En especial los ricos en proteína: carne (sin abusar en la cantidad), pescado, huevos y legumbres, ya que su desgaste continuado le está demandando una dieta no excesivamente ligera.

Al pasar muchas horas sentada, los problemas pueden agudizarse en las chicas jóvenes, que para evitar subir kilos van suprimiendo comida, y acaban alimentándose sólo de vegetales. Dieta que induce a una bajada de las defensas, mayor cansancio y pobre rendimiento del cerebro, principalmente debido a la falta de proteína.

El organismo humano no está hecho para comer exclusivamente frutas y verduras.

# 169 exámenes

ALIMENTOS PARA RENDIR MÁS

### ¿Puedo enriquecer la alimentación de mis hijos cuando están de exámenes?

Afirmativo. Con una adecuada dieta superarán mejor esa difícil etapa. Debe estar orientada a reforzar la memoria y a reducir cansancio y nerviosismo, estado anímico que les baja las defensas, facilitando así el contagio de enfermedades.

Para contrarrestar esta bajada deben tomar una buena cantidad de vitamina C, comiendo diariamente frutas, también en forma de zumos y macedonia. Los alimentos que contienen fósforo, como las legumbres y los frutos secos, son ideales para potenciar la memoria; prepáraselas algunos días como plato principal.

Y que piquen a lo largo del día frutos secos, ricos en fósforo, minerales y lecitina, nutrientes buenos para el sistema nervioso y la memoria. Algo de chocolate, con buen contenido en fósforo.

Complétales esta dieta ideal con jamón y mejillones. Verás como no decaen en la época de exámenes.

# 170 exámenes

### Cuando llegan los exámenes, mi hijo siente muchas molestias de estómago

Como dice la sabiduría popular, en situaciones difíciles a mucha gente «se le colocan los nervios en el estómago», alterándole su protección natural formada por mucoproteínas.

Además de una buena revisión médica y relajación, en esas circunstancias hay que hacer comidas ligeras, tomar sobre todo alimentos hervidos, aliñados con aceite crudo de oliva virgen, que tiene propiedades antiinflamatorias y protectoras de las mucosas digestivas.

Deben evitarse los alimentos ácidos. Hacer zumos o licuados, pero no de frutas ácidas como la naranja.

La manzana, la pera y otras frutas dulces pueden prepararse troceadas y mezcladas con un yogur tipo bífidus, que es el menos ácido.

Los estudiantes y opositores tienen en las tostadas de pan con aceite la mejor combinación para tomar entre comidas, desterrando la manía de las galletas y la bollería, hechas con grasas saturadas de difícil digestión.

Sin olvidar la bebida, las infusiones de pasiflora, una hierba suave que no induce a los mayores al sueño, pero que ayuda a disminuir ansiedades.

Con estas alternativas se puede mejorar mucho el estado de nerviosismo.

# 171 mareos

### ¿Existe algún truco alimenticio para no marearse en los viajes?

El primer consejo es no tomar leche, ni café con leche, inmediatamente antes de emprender el viaje. Por esta razón científica: el nerviosismo del viaje le hace segregar más jugos gástricos (ácido clorhídrico) a nuestro organismo, y ese exceso de ácido provoca una digestión más difícil de la proteína de la leche.

Para los niños lo ideal es comer un yogur y zumo de manzana, pero no es recomendable el de naranja. La gente adulta se preparará bien con un té o una infusión.

Son desaconsejables los alimentos con mucha grasa; en su lugar, mejor unas tostadas con un poco de jamón, queso no muy graso o simplemente con aceite.

Este plan evitará no pocos mareos.

# 172 intoxicación alimentaria

### ¿Con qué alimentos debo tener cuidado para no intoxicarme en vacaciones?

Empecemos por las salsas. Desconfía de todas en general, pero sobre todo de las que llevan huevo.

También de las tortillas, su peligro es cuando no quedan muy cocidas y están mucho tiempo al calor de la temperatura ambiente, por eso las elaboradas con huevos frescos deben comerse al instante.

Pero esto va siendo cada vez menos problemático, porque los bares y restaurantes ya suelen trabajar con huevo en polvo (liofilizado).

Disfruta de las tapas sólo cuando estén conservadas a baja temperatura y protegidas con un cristal.

Con los productos de pastelería con huevo, precaución.

El riesgo de toxinfecciones se reduce, pues, vigilando las salsas y conservando los alimentos a bajas temperaturas.

# 173 alimentos afrodisíacos

### ¿Qué alimentos potencian la actividad sexual?

Es un cuento, no existen. Lo único auténticamente afrodisíaco es una buena pareja; las personas y no los alimentos son quienes nos hacen estar amorosos.

Pero sí puede suceder que algunas personas al estar débiles, debido a la falta de hierro por ejemplo, sientan un decaimiento general, merma de ímpetu, en su vida y actividad sexual. Haciendo una alimentación nutritiva que solucione esta carencia orgánica, van a mejorar en todos los aspectos. Pero nada de alimentos específicos para aumentar la potencia sexual.

Es un tema en el que influyen mucho los gustos personales. Un ejemplo típico de manjar al que se le atribuyen poderes extraordinarios son las ostras, que resultan exquisitas y un gran obsequio para algunas personas, y a otras por el contrario les dan aversión y repugnancia.

La mejor comida, en el ambiente más ideal, no constituirá nunca un factor sugerente y romántico, si no se comparte con la persona adecuada.

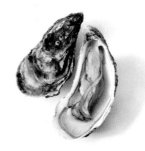

# 174 lactancia

**A mi hija de 16 meses sólo le doy pecho y papillas, no quiere biberones, ¿debo retirarle la lactancia materna, porque según dicen las vecinas ya no la alimenta?**

¡Enhorabuena por criarla así! No le hagas caso a nadie y sigue con tu instinto maternal dándole el pecho, que es lo más natural del mundo. Si fuera cierto que la leche de una madre no es suficiente alimento, la humanidad no hubiese llegado hasta aquí, y fíjate los siglos que llevamos sobre este planeta. No tengas miedo, llegará un momento en que tu hija crezca y deje por voluntad propia el pecho.

Es un absurdo y una sinrazón que nuestra sociedad, por querer ser moderna, pretenda enterrar una saludable costumbre que se ha observado toda la vida, diciendo que ya no vale para nada.

La lactancia materna está respaldada y defendida por la Organización Mundial de la Salud con todo tipo de argumentos científicos. Y las últimas recomendaciones valoran muy positivamente una lactancia de dos años.

# 175 tabaquismo

**Soy fumadora y le estoy dando el pecho a mi hija, quiero saber si le pasa a la criatura mi tabaco**

Rotundamente sí, la nicotina que tú fumas se elimina por la leche. Cuando le das el pecho a tu hija, le estás dando leche con nicotina. La buena calidad de la leche materna depende estrechamente de la alimentación que hace la madre y de las sustancias que se eliminan a través de ella. Deben saberlo todas las mujeres jóvenes del mundo. No se debe fumar cuando se está amamantando a una criatura.

Y dar el pecho sólo tiene ventajas, es una fuente de beneficios tanto para la madre como para el hijo. ¿Por qué no convertir además esta saludable práctica en una excelente razón para dejar de fumar? Para muchas madres ha sido el mejor estímulo.

# 176 gluten

**¿Qué es el gluten, y cuándo hay que ponerlo en la papilla de los niños?**

Es una parte de la proteína del trigo, la avena, el mijo y la cebada; todos los cereales lo llevan, menos el arroz y el maíz.

La primera norma importante, atención, padres, es que el gluten no debe introducirse en las papillas antes de los nueve meses. Esta rigurosa medida de precaución es para proteger el aparato digestivo de los bebés, que antes de ese tiempo no tiene madurez ni capacidad para digerir la compleja proteína del gluten. Hasta llegar ahí, nueve meses, ser inflexiblemente estrictos: sólo papillas que con claridad indiquen «sin gluten».

Hay posibilidad de estropearles gravemente el intestino, y una vez dañado ya no puede absorber bien todos los nutrientes, pierden peso y se convierten con facilidad en niños desnutridos.

LACTANCIA

TABAQUISMO

GLUTEN

PAPILLAS

LECHE
MATERNA

MIEL

PLÁTANO

## 177 papillas y leche materna

BEBÉS

**A mi hija de 5 meses empecé a darle cereales sin gluten, pero además de la papilla también pide mamar para quedarse satisfecha**

Esta introducción suave de las papillas intercaladas con tomas de pecho es el sistema más natural y menos traumático, tanto para la madre como para el hijo.

Dejar que el bebé disfrute unos minutos de la saludable lactancia materna después de las primeras papillas con cereales hace más fácil la asimilación y tolerancia de estos nuevos alimentos, debido a las propiedades altamente digestivas de la leche materna.

El de los bebés debe ser un mundo de satisfacción y suavidad.

## 178 miel y papillas

ESTREÑIMIENTO NIÑOS

**Tengo una niña de un año con estreñimiento crónico, ¿debe seguir tomando la papilla de cereales para desayunar? Me han dicho que la miel estriñe**

No es verdad, al contrario, es un estupendo regulador intestinal.

Y es correctísimo seguir dándole una papilla de cereales para desayunar, o mejor papillas de cereales integrales; las hay de muchas marcas, a las que puedes añadir un poco de miel.

La papilla de cereales es un alimento tan completo, tan fantástico, que se recomienda darla el tiempo que sea, 3 o 4 años, hasta el día que los niños, al hacerse mayores, digan «no quiero más papilla».

## 179 plátano

INDIGESTO PARA BEBÉS

**¿Cómo puedo evitar que al cabo de varias horas le repita el gusto a plátano que pongo en la papilla del niño?**

Le sucede esto a muchos niños, e incluso a personas mayores, razón por la cual dicen que el plátano es indigesto. Este problema tiene muy fácil arreglo: no triture el plátano entero al hacer las papillas; una vez pelado ábrelo en tres trozos a lo largo y retira la parte del centro que queda así al descubierto, rica en fibra, pero que puede resultar indigesta. Haz la papilla sin el corazón del plátano, y todos los días uno, que es un alimento excelente.

El truco vale para todo el mundo que tenga esta dificultad.

# 180 potitos

BEBÉS

### ¿Los potitos son una comida sana y suficiente para mi hijo?

Se trata de elaboraciones muy estudiadas y controladas; hasta se vigila que no tengan pesticidas, ni residuo tóxico alguno, por lo tanto en absoluto son malos, y puedes convertirlos en un ingrediente más de su comida.

Pero no es correcto, ni completo, hacerle comer exclusivamente a base de potitos y con la misma textura, porque falta el alimento crudo.

A la larga, es un buen negocio para su salud acostumbrarles desde pequeñitos a sabores y texturas diferentes, y a disfrutar de la comida.

# 181 primera papilla de frutas

PREPARACIÓN

### ¿Cómo debo preparar la primera papilla de frutas para que el niño no me la rechace?

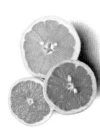

El secreto es empezar con una combinación muy suave adaptada al gusto del bebé.

No mezcles muchas frutas en las primeras papillas: da buen resultado triturar un poco de manzana y pera con la leche. Esta mezcla conserva básicamente el gusto de la leche, sabor que el niño reconoce por costumbre, e incorpora frutas suaves, generalmente bien toleradas. Si el bebé rechaza esta papilla aún podemos adaptársela más a su gusto, hirviendo un poco la manzana y la pera: por eso les gustan los potitos, que llevan la fruta hervida. Esta preparación podemos hacerla también en casa.

Y cuando se haya adaptado a estas frutas, le vas añadiendo otras frutas a la combinación básica de leche, pera y manzana.

# 182 alergia al pescado

ALTERNATIVAS

### A los tres meses le diagnosticaron a mi hijo, que ahora va para cuatro años, alergia al pescado, ¿cómo puedo sustituirle sus interesantísimos nutrientes?

Ante todo es importante saber que hasta los nueve meses no hay que introducir el pescado ni el gluten en la dieta de un niño. Esta norma está bien como prevención, así habrá menos alergias. Y otra idea repetida: cuando alguien es alérgico a un alimento, no debe tomarlo, por bueno que sea.

El pescado tiene una excelente proteína, pero también se encuentran buenas proteínas en las legumbres, carnes, huevos y en los lácteos. Precisamente la leche y sus derivados nos aportan las vitaminas A y D típicas del pescado.

El yodo, nutriente típico del pescado, que interviene en todo el buen funcionamiento del organismo (nos ayuda concretamente a estar delgados y a desarrollar el cerebro), nos lo dan también las algas, la cebolla y la piña natural.

Fíjate si hay alternativas al pescado; y cuando el niño sea un poco mayorcito puedes ir acostumbrándole a las algas.

## 183 colesterol

NIÑOS

**A mi hijo le detectaron colesterol alto desde los cuatro años, ¿qué alimentación le conviene?**

La base de la dieta para todos los niños con exceso de colesterol es tomar muchísimas verduras y pescado todos los días. Las carnes deben ser blancas: pollo, pavo y conejo. El pan del día, integral de panadería, y que no lleve grasas añadidas.

Para sus comidas ponle exclusivamente aceite de oliva. Éste es uno de los puntos drásticos para niños con problemas de colesterol: ni siquiera utilices margarinas vegetales, solamente aceite de oliva.

Dos piezas de fruta diarias, y verduras en abundancia. Todo alimento rico en fibra es lo que más ayuda a bajar el colesterol infantil.

## 184 fruta verde

PROBLEMAS

**A mi hija le chifla comer la fruta demasiado verde, cogida del árbol**

Practica una afición algo peligrosa.

Las frutas verdes tienen un alto contenido de ácidos orgánicos, que pueden llegar a ser irritativos para la mucosa gástrica e intestinal. Cuando van madurando disminuye la cantidad de ácidos y sube la dosis de azúcar, a eso deben su dulce sabor.

Si le gusta la fruta verde, por lo menos que no abuse de ella, para no tener que lamentarse de posibles molestias digestivas.

## 185 frutos secos

NIÑOS

**¿Puedo darle a un niño de dos años uvas pasas y frutos secos?**

Hay que distinguir dos clases de frutos secos: los oleaginosos, es decir, que llevan en su composición aceite (almendras, nueces, avellanas), y las frutas secas dulces, que sólo son fruta.

Y claro que sí, desde muy pequeños los niños pueden tomar uvas pasas y otras frutas secas, porque es saludable para ellos una gran

POTITOS

PAPILLA
DE FRUTAS

ALERGIA

COLESTEROL

FRUTA
VERDE

FRUTOS
SECOS

cantidad de fruta al día. Un buen ejemplo son las papillas que se elaboran con 3 o 4 piezas de fruta. Unos 50 gramos de uvas pasas equivalen a una pieza de fruta fresca.

Sin embargo, con las almendras, las avellanas y las nueces ya hay que extremar el cuidado. Como hasta los cuatro años los niños no saben masticar y deglutir correctamente, por nada del mundo debemos darles nunca estos frutos enteros. Un trozo de almendra al ser tragado puede, en lugar de ir al esófago, pasar a la tráquea, los bronquios, y desencadenar un peligroso atasco, que requiere intervenir quirúrgicamente. Hay que prevenir este tipo de accidentes.

En cambio sí podemos darles mazapán o cualquier otro producto elaborado con frutos secos triturados.

## 186 golosinas

ALTERNATIVAS

### ¿Qué se le puede dar a un niño para que no tome golosinas?

Hay que educarles desde muy pequeños.

Evitar que haya caramelos en casa. Sustituirlos por palitos de pan o frutos secos para picar, según la edad.

En lugar de bolsas con caramelos, ofrecer palomitas de maíz en las fiestas y cumpleaños, un cereal muy saludable y que entusiasma a los niños.

Es cuestión de que los padres estén concienciados. Y luego a poner imaginación, para ir variando este tipo de productos alternativos, impidiendo así los problemas que para su salud puede acarrear el vicio de las golosinas.

## 187 legumbres

NIÑOS

### ¿Qué legumbres les sientan mejor a los niños?

Para ellos las mejores son los guisantes y las lentejas, porque tienen menos fibra y fermentan menos.

A partir de los doce meses, ya pueden introducirse los guisantes en la alimentación infantil, e inmediatamente después las lentejas. Y es una buena práctica mezclárselas con arroz, porque la combinación de cereales y legumbres da como resultado una proteína de alta calidad.

## 188 maíz

COMBINACIONES

### A mis hijos les encanta el maíz, ¿pueden comerlo en lugar de las legumbres?

No, porque el maíz no tiene los mismos nutrientes que las legumbres, no son alimentos equivalentes.

Lo ideal es mezclar el maíz, o cualquier cereal, con las legumbres;

resulta una combinación de excelente aporte nutritivo, porque la proteína de estos platos es de mayor calidad que si se comen los dos ingredientes por separado.

Durante cientos de años muchos pueblos de América vienen alimentándose básicamente así, con esta comida sana y barata.

El maíz es de muy fácil digestión, no contiene gluten y destaca por su
contenido en carotenos (la vitamina A del mundo vegetal), que le dan
ese color característico, y dependiendo de las zonas de cultivo, hasta
puede tener una dosis alta de yodo.

Existen las harinas de maíz, muy apreciadas y empleadas en la tradición culinaria de nuestro país, que los niños y las personas enfermas
toleran estupendamente.

Está en auge la oferta de maíz cocido: granos que se presentan en
conserva, congelados, o envasados al vacío, para facilitar el consumo
de este cereal entero, con toda su fibra y vitaminas, en guisados y ensaladas, como alimento, alegría y color de muchos platos.

No se puede hacer pan sólo con su harina, porque al faltarle el gluten, proteína de todos los cereales menos del maíz y el arroz, no tiene
la propiedad de ser panificable.

## 189 miel

CANTIDAD RECOMENDADA

**Desde pequeñas, a mis dos hijas en lugar de azúcar
les pongo miel. Se toman entre las dos un kilo a la
semana, y les sienta fenomenal, no se acatarran, pero
¿no será una cantidad excesiva?**

La miel, efectivamente, tiene propiedades bactericidas, y por lo tanto
impide el desarrollo de microorganismos.

Cada una de tus hijas toma al día unos 70 gramos que le aportan algo
más de 200 calorías y en esta cantidad de miel hay 60 gramos de fructosa, el azúcar equivalente a dos frutas.

Esto no resulta abusivo para gente sin sobrepeso y muy activa. Pero
debo recordarte que nuestro organismo convierte con suma facilidad
el exceso de fructosa en triglicéridos, es decir, en grasa.

## 190 vitaminas sintéticas

NIÑOS

**Mi hija de cuatro años no prueba la leche ni sus
derivados, tampoco come frutas ni verduras. El médico
dice que le dé constantemente vitaminas de farmacia.
¿Puede influir todo esto en su desarrollo y crecimiento?**

Si a la alimentación cotidiana de tu hija le faltan todos estos alimentos, está en efecto preocupantemente desequilibrada, y desde luego
necesita un aporte vitamínico, pero nunca las vitaminas sintéticas van
a ser un complejo nutritivo tan completo como el que nos ofrecen las
frutas y verduras.

Un ejemplo de reciente actualidad ha sido noticia de que «el consumo de manzanas previene el cáncer de pulmón», gracias a los flavonoides que contienen, que no son otra cosa que sus colorantes.

Cada día se descubren nuevos ingredientes de las frutas, y los preparados sintéticos nunca van a tener la gran riqueza, en variedad y calidad, de estos alimentos naturales.

Debes proponerte muy en serio animar a tu hija a que coma frutas y verduras, jugando con ella, haciéndole estos razonamientos. Y a buen seguro lo conseguirás, diciéndole que la naturaleza es el gran laboratorio que hace siglos está funcionando para ofrecernos lo mejor. Convéncele con la sabiduría de que nunca lo sintético puede sustituir a lo natural.

# 191 tipo de yogur

NIÑOS

### ¿Qué tipo de yogur (natural, azucarado, de sabores, enriquecidos con nata, bífidus o calcio), va mejor para un niño de año y medio?

Casi los más adecuados para los niños son los de tipo bífidus, que les resultan más dulces, menos ácidos, y no hace falta ponerles azúcar, en general los naturales.

A tu hijo deberías mezclárselos: el natural con el natural desnatado, para no introducirle tanta grasa de golpe en su dieta, y sin azúcar; bien batidos se vuelven más dulces.

Los enriquecidos de nata llevan algo más de grasa, con sus buenas vitaminas A y D.

# 192 zumo de naranja

INTOLERANCIA

### A mi hijo le da dolor de estómago el zumo de naranja en ayunas

Está claro que el estómago de tu hijo no tolera su acidez en ayunas. A otros les sienta de maravilla, y en cambio tienen problemas con la leche. No todos somos iguales.

¿Has probado a dárselo por la tarde?

Lo saludable y educativo es saber escuchar a nuestro cuerpo, hacerle caso, aceptar la individualidad de cada organismo, y nutrirlo de modo que todos los alimentos le sienten bien.

# 193 aceite de hígado de bacalao

BENEFICIOS

### Se está poniendo otra vez de moda el aceite de hígado de bacalao, ¿para qué está indicado?

Es de consumo cotidiano en los países nórdicos.

Favorece el crecimiento, la asimilación del calcio y la fijación de este mineral en los huesos; previene por lo tanto la osteoporosis, es decir, colabora a que nuestros huesos se mantengan jóvenes y calcifiquen bien.

Incluso a personas muy mayores con esta enfermedad, un suplemento de este aceite les ayuda a fijar otra vez calcio en los huesos, fortaleciéndoselos de nuevo.

Fundamental en huesos y dientes, el calcio también resulta imprescindible para conseguir un buen funcionamiento cerebral, manteniendo joven nuestro cerebro.

Pues toda esta maravilla se debe a la gran riqueza en vitaminas A y D que encierra el aceite de hígado de bacalao.

## 194 falta de apetito

NIÑO NERVIOSO

**Estoy desesperada con mi hijo de seis años, está muy delgado, come poquísimo y es muy nervioso**

Se establece un círculo vicioso, un niño con poco peso tiene el cuerpo pequeño y para alimentarlo no necesita gran cantidad de energía, es decir, con poca comida su organismo tiene bastante y por este camino difícilmente crece su masa corporal. Como los mayores, los niños muy delgados suelen ser más nerviosos.

Tu niño necesita un aporte extra de vitamina B, y para ello es necesario que tome alimentos ricos en estas vitaminas: cereales, legumbres, huevos, jamón, pescado, carnes y levadura de cerveza.

Si son realmente inapetentes hay que conseguir que tomen más calorías sin apenas notarlo; la solución la podemos tener con dos tácticas:

• En el almuerzo y en la cena, que tome de bebida zumo de manzana o mosto (zumo de uva). No produce sensación de saciedad, no se sienten llenos, pero reciben una buena cantidad de calorías, y a la vez una buena dosis de azúcar de la fruta. Zumos como los de melocotón son pastosos, densos y dan saciedad.

• Auméntale la dosis de aceite, añádele más aceite crudo sobre todos los platos, una vez cocinados.

Es una cuestión de paciencia; con estas orientaciones poco a poco se le irá abriendo el apetito.

## 195 retraso en peso y talla

ALIMENTACIÓN

**Mi hija tiene retraso en peso y talla, ¿de qué forma puedo ayudarla a crecer?**

A la hora de prepararle las comidas ten muy en cuenta que, en este momento, lo más importante para ella son los alimentos ricos en proteínas de alta calidad: lácteos, huevos, carnes y pescados.

Debes acostumbrarla sobre todo a los lácteos (queso, leche, yogur, cuajada...), al pescado y al marisco (mejillón, gamba, berberecho...),

YOGUR

ZUMO DE
NARANJA

ACEITE DE
HÍGADO

FALTA DE
APETITO

PESO
Y TALLA

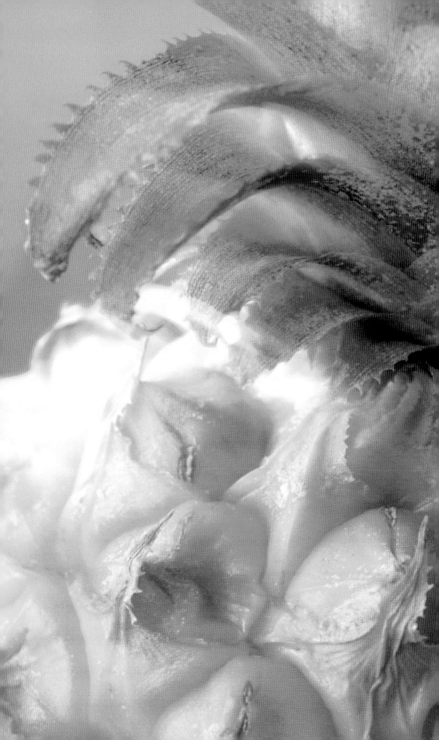

que también le van a dar yodo, equilibrante de toda la maquinaria del organismo.

Los niños en esa situación tienen que comer además mucho cereal y legumbre; estos dos tipos de alimentos son una combinación altamente nutritiva en proteína si se comen juntos, como por ejemplo las lentejas con arroz, y por sus vitaminas y minerales, incluido el zinc, necesarios para el crecimiento.

# 196 frutos secos

LLAGAS EN LA BOCA

### Cuando como nueces, avellanas y frutos secos se me pone toda la boca llena de llagas

Tu problema no tiene mucho arreglo. Seguramente padeces una alergia alimentaria, y como en todas las alergias, cuanto mayor es el contacto con el factor desencadenante, más fuerza y vigor adquiere la reacción alérgica.

Igual que cuando decimos «si se tiene alergia a una situación lo mejor es no vivirla, quien tiene vértigo no se acerca al precipicio», haz tú lo mismo con esos frutos secos: ni probarlos. Por muy saludable que sea un alimento, puede dañar seriamente a una persona en particular.

# 197 piña

CARRASPERA EN LA GARGANTA

### Me sienta muy bien, pero al comer piña noto ardor y carraspera en la garganta

Esta fruta tropical contiene ácido acético, el mismo ácido orgánico del vinagre, que en efecto puede irritar la mucosa de la boca y de la garganta.

Sobre todo en el corazón de la piña natural hay una sustancia o enzima llamada bromelina, que facilita la digestión de las proteínas. Por eso es un postre bueno para la digestión. Pero este saludable efecto sólo se obtiene tomando piña fresca, ya que la piña en conserva se esteriliza, y la bromelina pierde su efecto digestivo.

# 198 comidas calientes

CÁNCER DE ESTÓMAGO

### ¿Por la costumbre de tomar la comida muy caliente puede hacerse un cáncer en el aparato digestivo?

En países como Japón, donde la comida se toma así, se han detectado más tumores malignos de esófago y estómago, y de manera especial entre la población masculina; es tradición allí servir primero a los hombres. Son estadísticas epidemiológicas.

La comida excesivamente caliente puede constituir un factor de riesgo para los cánceres de boca, esófago y estómago. Cuando los alimentos muy calientes atraviesan la boca, el esófago y el estómago provocan agresiones sobre las células de estos tejidos.

Con las bebidas frías no se ha comprobado ninguna alteración celular, y nuestra propia temperatura corporal es capaz de templarlas rápidamente.

Lo saludable es coger la costumbre de tomar las comidas y las bebidas a temperatura ambiente.

## 199 carne

OPERADA DE ESTÓMAGO

### ¿Por qué me sientan mal las carnes? Estoy operada, y me quitaron una buena parte del estómago

A quien le hacen una extirpación de estómago, le queda poca capacidad para digerir las proteínas, porque es precisamente ahí, en este órgano, donde se realiza la mayor parte de la digestión de las proteínas, y por ello algún tipo de alimento lo tolera muy mal, y un ejemplo son las carnes.

Sin embargo, otro alimento excelente que aporta las tan necesarias proteínas es el pescado, con la gran ventaja de que cuesta muy poco digerirlo, al no tener la cantidad de tejido conectivo que tiene la carne. Debes convertir todo tipo de pescado en tu alimento proteico por excelencia. Así conseguirás una buena alimentación y desaparecerán las molestias digestivas.

## 200 naranjas

ARDOR, DIARREAS

### Las naranjas enteras me dan diarrea, y su zumo mucho ardor

Está claro que eres una de esas personas que no las toleran, y el estómago no resiste su acidez. Favorecen la secreción de bilis, y enteras tienen más efecto laxante por su fibra.

Primera conclusión que debes sacar en consecuencia: cuando la naranja no sienta bien o da ardor de estómago, nos está mandando el aviso de que este órgano tiene tendencia a irritarse con facilidad.

Procede entonces una dieta muy suave a base de hervidos, y sin picantes ni café, porque incluso el descafeinado es irritativo para el estómago.

## 201 úlcera gástrica

INTOLERANCIA A LA LECHE

### Desde que mi marido se operó de una úlcera gástrica no tolera la leche, ¿qué puede tomar en su lugar?

La misma dosis de calcio que contiene la leche está en los batidos y bebidas de soja enriquecidos con calcio.

El sabor de estos preparados vegetales, que se encuentran en tiendas de dietética y en algunos supermercados, se parece mucho al de nuestras horchatas de chufa, y son magníficamente tolerados por las personas que no admiten los lácteos, o que tienen un estómago muy delicado.

Las bebidas de soja pueden tomarse como sustitutos de la leche, e incluso sirven para cocinar salsas y purés.

No obstante, antes de descartar definitivamente todos los lácteos de su dieta, prueba a darle pequeñas porciones de queso suave, de yogur o cuajada, porque gente que no tolera la leche a nivel estomacal acepta muy bien los lácteos cuajados.

## 202 cucharada de aceite

ESTREÑIMIENTO

### ¿Da resultado contra el estreñimiento una cucharada de aceite de oliva en ayunas?

Y si es de oliva virgen aún mejor, porque una de las causas del estreñimiento es la falta de hidratación y lubricación del intestino, que se evita con este remedio mediterráneo.

Así que tomar una cucharada por la mañana en ayunas, con agua o infusión, resulta uno de los mejores hábitos para arreglar el estreñimiento.

Y fíjate hasta qué punto es necesario: cuando en muchas dietas de adelgazamiento prohíben el aceite, enseguida aparece el estreñimiento. Las personas que padecen este problema deben tomar tres cucharadas soperas de aceite al día como mínimo.

## 203 estreñimiento

DIETA Y EJERCICIO

### ¿Cómo puedo combatir el estreñimiento que vengo sufriendo toda la vida, y que ahora también padece mi hija?

Enumeramos unas cuantas medidas casi infalibles, que dan resultado:
- Tomar diariamente tres yogures con bífidus, para que el intestino recupere una calidad interior hidratada.
- Añadir a cada yogur cuatro cucharaditas, tipo postre, de semillas de lino, un producto baratísimo, que se vende en farmacias y tiendas dietéticas. Es la mejor fibra para evitar el estreñimiento, sin problemas de gases ni de fermentaciones.
- Beber al día un litro y medio de agua o de infusiones, pero fuera de las comidas. Las infusiones no deben ser laxantes; es buena, por ejemplo, la de anís estrellado.
- En la dieta habitual consumir cada día 3 o 4 cucharadas soperas de aceite de oliva.
- Hacer desayunos, comidas, meriendas y cenas ricas en fibra, con abundancia de frutas, verduras, legumbres y productos integrales.
- Caminar una hora seguida diaria.

Practicando estas seis normas con perseverancia, puede solucionarse cualquier estreñimiento crónico. El secreto está en cumplir con estas normas a diario.

# 204 frutas laxantes

BEBÉS

**¿Se les pueden dar papillas de frutas, manzanas trituradas con piel, kiwi y otras aún más laxantes, a los bebés con problemas de estreñimiento?**

Sí, pero en el caso de la manzana con piel lo recomendable es sumergirla entera un rato en agua para disolver los posibles pesticidas, su piel es impermeable y no va a perder las vitaminas. Acto seguido y antes de triturarla, aún debes aclararla, frotándola a conciencia. No sucede lo mismo con la verdura, que a remojo se empobrece de minerales y vitaminas.

Como frutas aconsejables durante el primer año es correcto introducir en las papillas kiwi y ciruelas: son laxantes y no provocan alergias.

# 205 legumbres

GASES

**Me encantan los guisos de legumbres, ¿cómo puedo evitar los gases que me produce su digestión?**

Tomando de postre yogur, que es el mejor de los remedios. Cuando en una comida entren coles o legumbres lo ideal es acabarla con un yogur. También se rebaja esta flatulencia masticando lentamente los alimentos.

# 206 legumbres y hortalizas

COLITIS

**¿Cómo le sientan las legumbres y las hortalizas a la gente con problemas de intestino y colitis ulcerosa?**

Pueden irritarles el intestino. Porque la fibra de las legumbres y de las verduras tiene una gran cantidad de celulosa, sustancia fuerte y resistente, principal componente de la madera. Por el efecto de las bacterias intestinales, estas fibras fermentan cuando llegan al último tramo del intestino, y pueden irritarlo aún más si no está en perfectas condiciones.

En casos de colitis ulcerosa debe prescindirse del consumo de legumbres, pero no de la fibra en general, que puede buscarse en las frutas. Al estar constituida por pectina, es una fibra suave y gelatinosa.

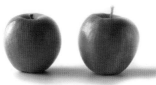

## 207 manzana

### ¿Por qué las manzanas son eficaces contra las diarreas?

Son muy ricas en una sustancia que no se digiere llamada pectina, es decir, se trata de una fibra que pasa a través del intestino y luego se elimina. Pero atención, tiene la propiedad de absorber agua durante ese tránsito intestinal. De esta forma se va hinchando, y hace de freno o tapón para que no se pierda agua a través del intestino, ayudando a frenar el proceso diarreico. Por esta sabia función a la manzana se le otorga la propiedad de ser astringente.

Y aún es más eficaz contra la diarrea cuando se ralla: al oxidarse la pectina adquiere más capacidad para retener el agua.

## 208 nervios

### Acumulo mucha tensión nerviosa, ¿puede ser el motivo de mi estreñimiento?

Probablemente, muchas veces por ahí comienzan los problemas intestinales: se rompe el orden de los ciclos naturales del organismo, y ni siquiera hay tiempo para ir al baño, que es algo muy importante.

Resulta muy común alterar los ritmos de las deposiciones en los viajes y cuando tiene lugar un cambio de residencia. Los problemas de estreñimiento se le presentan a muchos niños cuando empiezan a ir al colegio. El estrés es causa de muchísimos problemas y puede tener a la larga serias consecuencias.

Por eso es tan decisiva la fibra, que ayuda a mantener en buen estado y funcionamiento el intestino. Las dietas ricas en fibra previenen enfermedades importantes como el cáncer.

Y otra norma saludable es ir bebiendo agua durante la jornada de trabajo.

## 209 zumo de naranja

### ¿Es aconsejable tomar zumo de naranja con la comida?

No hay ningún tipo de problema, al contrario, porque al estimular la secreción de bilis la naranja está favoreciendo la digestión de las grasas. Y en absoluto son científicas las teorías de que no pueden mezclarse alimentos. En este caso, la acidez de la naranja no tiene nada que ver con la acidez del estómago, cuyo ácido clorhídrico es más fuerte que el cítrico, que no va a perjudicar la digestión de los alimentos.

Hay personas intolerantes al zumo de naranja solo, y en cambio su organismo lo acepta estupendamente mezclado con la comida. En muchos banquetes, donde se come incluso demasiado, después de un primer y un segundo plato muy abundantes, es costumbre ofrecer sorbete de limón, o un cítrico, para estimular la digestión.

FRUTAS
LAXANTES

LEGUMBRES

HORTALIZAS

MANZANA

NERVIOS

ZUMO DE
NARANJA

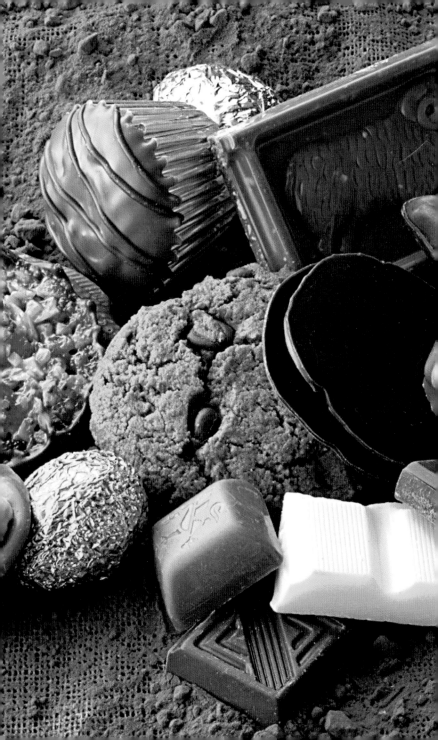

# 210 chocolate

COLESTEROL, TRANSAMINASAS

### ¿El chocolate puede subir el colesterol y las transaminasas?

No tiene colesterol, pero puede colaborar a que suba en nuestro organismo.

El chocolate posee una grasa muy saturada, sólida y pegajosa, la manteca de cacao, que sirve para fabricar barras protectoras de los labios.

Todos los alimentos con este tipo de grasas saturadas, que se «enganchan» (la del aceite por el contrario resbala), pueden provocar una subida de colesterol. Haciendo un símil cabe decir: la grasa que se engancha en el plato, lo hace también en nuestras arterias.

Cuando se abusa de alimentos con mucha grasa, también el hígado se llena de las mismas, y puede haber daño, inflamación y subida de transaminasas. La salud del hígado se favorece con una dieta pobre en grasa.

CHOCOLATE

MANZANA

NARANJA

# 211 manzana

PIEDRAS EN LA VESÍCULA BILIAR

### Tengo piedras en la vesícula biliar, ¿puedo comer manzanas?

Sí, debes tomarlas; es la fruta ideal para problemas de hígado y de vesícula biliar.

En una gran proporción, las piedras de la vesícula están formadas por colesterol, son colesterol petrificado, debido a que la bilis tiene una alta concentración de esta sustancia y llega a petrificarse.

Al comer manzanas, cuando la vesícula segrega bilis y ésta llega al intestino, el colesterol de la bilis es captado por la pectina de la manzana, que ejerce un efecto de esponja, impidiendo que ese colesterol vuelva al interior del organismo. Por tanto, la manzana nos ayuda a bajar el nivel de colesterol en sangre y la concentración de colesterol de la bilis.

Tomando manzanas a diario, en tan sólo 9 días conseguimos un cambio en la composición de la bilis, se hace menos concentrada en colesterol y disminuye, e incluso evita, el riesgo de que se formen piedras en la vesícula.

# 212 naranja

PIEDRAS EN LA VESÍCULA BILIAR

### ¿Está contraindicada la naranja para las personas con piedras en la vesícula biliar?

Sí, porque estimula la secreción de bilis. La vesícula es una bolsa que se contrae para que salga la bilis, y cuando tiene piedras dentro al contraerse provoca dolor, razón por la cual no conviene tomar ningún alimento que estimule la secreción de bilis, como lo hace la naranja. Por la misma razón, deben hacer una dieta muy baja en grasas.

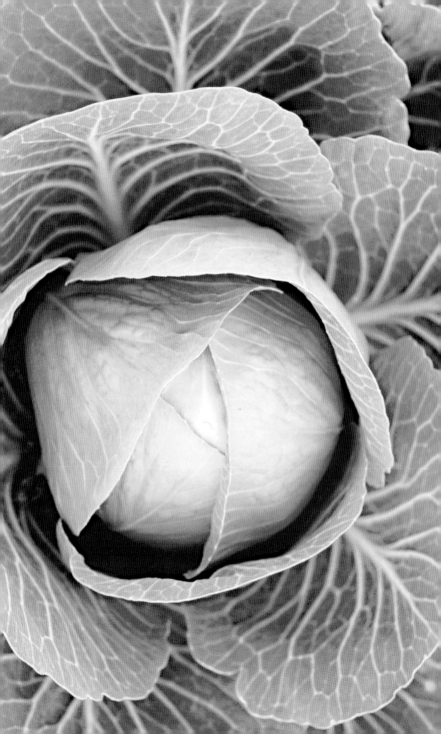

## 213 ajos
MAL OLOR

AJOS

APIO

COLES

### ¿Hay algún remedio para evitar el mal aliento que produce comer ajos crudos?

Este problema lo sufre mucha gente.

Se evita quitándoles previamente la parte interior, el germen, lugar donde concentran la mayor cantidad del aceite esencial de ajo.

También se va este olor masticando unas hojitas de menta fresca, mezcladas con tres o cuatro de perejil fresco, inmediatamente después de haber comido ajo. Las esencias de estas hojas y su contenido en clorofila, sustancia muy saludable y rica en magnesio, neutraliza este sabor y contribuye a la buena digestión del ajo.

## 214 apio
LICUADO

### ¿Es correcto comer todos los días apio licuado con zanahoria?

Es el vegetal con mayor contenido en sodio, pero tiene al mismo tiempo mucho potasio, con lo que resulta diurético. Aporta grandes dosis de vitaminas y fibra, que aprovecharemos mejor comiendo el apio entero, ya que al licuarlo las estamos desperdiciando.

Como da muy pocas calorías, no llega a 20 kilocalorías por cada 100 gramos, y casi no tiene hidratos de carbono, puede tomarse apio en cantidad; es un alimento ligero cargado de vitaminas y minerales.

Un licuado de apio y zanahorias contiene menos calorías y menos azúcar que un zumo de frutas. Por su riqueza en sodio, sólo deben huir de este vegetal quienes padezcan un gravísimo problema de hipertensión arterial.

## 215 coles
ÁCIDO ÚRICO

### ¿Las coles producen ácido úrico?

Las coles no tienen nada que ver con el ácido úrico. Sin embargo, la coliflor, que es la flor de una col, posee un contenido algo alto en purinas, unas sustancias especiales que dentro de nuestro organismo sí se transforman en ácido úrico.

Por lo tanto, la coliflor, y curiosamente los espárragos, son los vegetales a evitar cuando se padece un exceso de ácido úrico.

# 216 coliflor

**He oído comentar que la coliflor tiene bastante colesterol, y quiero saber qué otro tipo de verduras también lo tienen**

Ninguna, ninguna verdura tiene colesterol; el colesterol es una grasa de origen animal. Todos los animales necesitan colesterol para moverse y para reproducirse. Sin embargo, a los vegetales, cuya vida y constitución son muy diferentes de las de los animales, no les hace falta, no lo tienen.

El consumo de coliflor sí puede contribuir a subir el ácido úrico, y estaría por tanto contraindicada en personas que lo padecen en exceso. Salvo esto, es sanísima, anticancerígena y aporta mucha fibra.

# 217 hipertensión

ALIMENTOS CON POTASIO

**Me baja el nivel de potasio por la influencia de los medicamentos que tomo para la hipertensión; quiero conocer alimentos para recuperarlo**

Primero, los cereales (arroz, pan, pastas...) tienen poco, y aún se quedan con menos cuando se hierven: el potasio es muy soluble y pasa al agua de cocción.

Todas las frutas son especialmente altas en potasio (las que menos la pera y la manzana), e igual pasa con las legumbres, las verduras y los frutos secos, especialmente las almendras (en 100 gramos, 750 miligramos son de potasio). Los higos secos tienen 890 miligramos, y los plátanos, 320. De las patatas (430 miligramos) debes saber que lo van perdiendo con su manipulado, al cortarlas en trozos pequeños, cuando se ponen a remojo y en la cocción; los métodos ideales para evitarlo son cocerlas y asarlas con piel, o freírlas.

Muchos enfermos de riñón sufren el problema contrario, tienen un exceso de potasio, por lo que deben escoger los alimentos con menor cantidad de este mineral y cocinarlos hervidos, para reducir aún más su contenido.

# 218 chirimoya

CALCIO

**He oído que la chirimoya es buena para los huesos; como no tomo leche, ¿puedo comerla para sustituirla?**

De ninguna manera, las frutas nunca pueden sustituir a la leche.

Y no vas descaminada, la chirimoya contiene una dosis interesante de calcio (25 miligramos en cada 100 gramos), pero no se puede comparar a la leche, que tiene 120 miligramos por cada 100 gramos. De manera más rotunda: la leche tiene un contenido cinco veces superior en calcio a la chirimoya.

## 219 tomate

REÚMA

### ¿Es cierto que el tomate es perjudicial para las personas que tienen reúma?

El tomate no tiene contraindicaciones para el reúma, al contrario, al carecer de purinas, como por ejemplo tienen las vísceras, el hígado, los sesos o el pescado azul de pequeño tamaño, no es posible que se produzca ácido úrico.

El tomate es un producto con una acidez debida a su contenido en diversos ácidos orgánicos, como el p-cumárico y el ácido clorogénico, dos excelentes sustancias que tienen un papel protector del cáncer de estómago.

No tiene sentido darle buena fama al limón contra el reúma y repudiar sin embargo, al humilde y estupendo tomate.

## 220 vitamina D

DÓNDE ENCONTRARLA

### ¿Para qué es necesaria la vitamina D y dónde se encuentra?

Su cometido es trabajar para que el calcio se asiente bien en nuestros huesos. Dos son las alternativas para conseguirla.

Su primera fuente son los alimentos: Está en la grasa de los lácteos, leche, queso, nata y mantequilla. En el pescado, su hígado encierra importantes cantidades de esta vitamina, sobre todo el azul. El alimento que más la contiene es el aceite de hígado de bacalao. Cubrimos nuestras necesidades tomando con normalidad todos estos alimentos, y aun mejor, las tenemos más que aseguradas con dos días de pescado azul a la semana.

También la obtenemos directamente fabricada por nuestro organismo, y esta maravillosa producción tiene lugar en nuestra piel: por efecto de los rayos solares, tomados con moderación, el colesterol se nos transforma en vitamina D, dando el fruto de una buena calcificación de los huesos.

## 221 ácido fólico

CARENCIA

### Muchos niños y mujeres tienen déficit de ácido fólico, ¿qué puede ocasionar la falta de esta vitamina, y qué alimentos la contienen?

Los glóbulos rojos necesitan ácido fólico para formarse, y a todos nos hace falta para no tener, por ejemplo, anemia, enfermedad sobre todo de mujeres y niños.

Esta buena vitamina llamada ácido fólico es además imprescindible para evitar una enfermedad congénita conocida por el nombre de «espina bífida» (incorrecta formación de la columna vertebral, que puede ocasionar serios problemas neurológicos). La carencia de ácido fólico es la causa de esta malformación. Por eso es de gran trascendencia tomar ácido fólico ya meses antes del embarazo, y todas la mujeres jóvenes deberían hacer un acopio alto de esta vitamina.

Como la palabra «fólico» deriva de «hoja» en latín (folium), tienen mucho ácido fólico las verduras de hoja: los berros, estupendos para ensaladas, las humildes acelgas, que superan incluso a las espinacas, y las endibias, que le pasan a la lechuga en esta saludable vitamina.

Se encuentra asimismo en cereales integrales (el pan de esta naturaleza la contiene en mayor cantidad que el blanco), y entre los cereales destaca la avena. Otras fuentes de ácido fólico son los aguacates, los frutos secos y las legumbres, sobre todo los populares garbanzos.

# 222 limón

ANEMIA

### Tengo muchísima anemia y me gustaría saber si el limón es malo para la sangre

Contrariamente a lo que mucha gente cree, los limones no destruyen los glóbulos rojos, al contrario, su vitamina C contribuye a la absorción del hierro en la comida.

Cuando tomamos un trozo de jamón o un filete de carne, con su importante dosis de hierro, si lo acompañamos con unas gotitas de limón, o con cualquier producto rico en vitamina C, como las ensaladas, este aporte vitamínico ayuda a absorberlo mejor, es decir, hace que el hierro llegue con más facilidad a la sangre.

# 223 manzana

CARDIOSALUDABLE

### Me gustan mucho las manzanas para merendar al salir del colegio, ¿son buenas para el corazón?

La manzana es, efectivamente, un alimento excelente para el corazón.

Por su contenido interior, y también debido a su piel, que está formada por fibra vegetal, una especie de esponja o escoba, que capta y barre dentro de nuestro intestino una grasa llamada colesterol, muy mala para el corazón. La fibra limpia nuestro organismo de colesterol. Está comprobado que quienes comen por lo menos una manzana al día tienen hasta un 40 por ciento menos riesgo de padecer enfermedades cardiovasculares.

Por eso es bueno ponerle a los niños manzana en la papilla de fruta, en la macedonia, y combinarla hasta con las ensaladas, para que se acostumbren a su buen sabor.

## 224 regla

**Me siento muy débil, con bajadas de tensión, durante y después de la regla, ¿puede aliviar esto un régimen de alimentación?**

Seguro que sí. Es recomendable comer aceitunas, pues tienen aceite de oliva virgen, con todas sus buenas sustancias antioxidantes, y al ser un alimento salado impedirán las bajadas de tensión arterial.

Una semana antes de la regla, pon en tu dieta los siguientes alimentos:

- Verdura de hoja, como las espinacas y acelgas, que contienen ácido fólico, una vitamina del grupo B muy necesaria para el organismo femenino.
- Cereales integrales, legumbres y frutos secos. Las famosas almendras, nueces y avellanas también te ayudarán a estar mejor. Son además alimentos ricos en hierro.
- Debes comer variado: carne, pescado, verduras y frutas, pero añadiendo durante esos días los alimentos mencionados.

Contra la depresión y la debilidad va bien consumir alimentos ricos en vitaminas del grupo B, como los cereales integrales y las legumbres.

LIMÓN

MANZANA

REGLA

ANEMIA

NERVIOS

ACEITE

## 225 anemia y nervios

**Quiero saber la utilidad de la vitamina B12**

Todas las vitaminas del grupo B las necesita el sistema nervioso.
La B6, por ejemplo, que está principalmente en los cereales integrales, hace falta para disfrutar de un buen estado de ánimo.
Concretamente donde sí resulta imprescindible la B12 es en el proceso de fabricación de glóbulos rojos, para evitar las anemias. Nos la dan la yema de huevo, los pescados y mariscos, las carnes, la leche y sus derivados. No es necesario tomar mucha, a nuestro organismo le es suficiente con pequeñas cantidades.

## 226 aceite

**Tengo el colesterol alto y los triglicéridos bajos, ¿me va bien el aceite de oliva?**

Ningún vegetal contiene colesterol, por lo tanto ni el aceite de oliva ni los demás aceites vegetales aportan colesterol. Al contrario, el de oliva contribuye rotundamente a evitar su exceso.
Las grasas más abundantes en la naturaleza están formadas principalmente por triglicéridos; los aceites son un ejemplo de ello, resultan por lo tanto excelentes para gente con tasas bajas de triglicéridos. También puede subir el nivel de este tipo de grasa en la sangre tomando azúcares, miel, frutas y el propio azúcar.

## 227 alitas de pollo

COLESTEROL

### ¿Las alitas de pollo tienen colesterol malo?

Las aves concentran la grasa en la piel, y las alas tienen proporcionalmente gran cantidad de piel, por esta razón ahí hay colesterol.

Quienes tienen problemas con este enemigo del corazón y de todo el aparato cardiovascular, que hacen incluso una dieta para bajarlo, deben comer siempre las carnes de ave sin piel.

## 228 café

COLESTEROL

### ¿El café descafeinado hace subir el colesterol?

Al no tener grasa, ningún tipo de café aumenta el colesterol ni causa efecto alguno en su metabolismo.

Sin embargo, la cafeína sí provoca la subida de la tensión arterial, razón por la cual los hipertensos deben tomarlo siempre descafeinado, que es café al que por un proceso de filtrado se le ha eliminado la cafeína.

Después de comidas copiosas, bien regadas de sal y alcohol, lo suyo es terminar con un café descafeinado para no ir sumando factores peligrosos que provoquen la hipertensión.

## 229 cerdo

COLESTEROL

### ¿Qué partes del cerdo tienen colesterol?

Sin duda las internas: vísceras, hígado, sesos, intestino...

También las adiposas (piel), de ahí el alto índice de colesterol que arrojan algunos embutidos fabricados con este tejido (100 miligramos por cada 100 gramos de embutido).

Sus partes magras son más bajas (60 miligramos por cada 100 gramos) que las carnes de otros animales. Las patas (6 miligramos por cada 100 gramos) y las orejas, que son gelatinosas, no tienen prácticamente colesterol, y su poca grasa pasa al caldo en la larga cocción.

## 230 colesterol

CÓMO BAJARLO

### No pruebo la grasa y me harto de comer verduras, pero no consigo bajar el nivel de colesterol

Como todos los mamíferos, tenemos capacidad para fabricar colesterol, y su cantidad no va a depender sólo de la grasa que se tome en la comida. Bien elocuente es el ejemplo de las vacas, que a pesar de alimentarse exclusivamente de vegetales tienen colesterol.

He aquí unas sencillas pautas para ayudarte a regularlo:

- No tomar más de dos piezas de fruta al día, porque el exceso de azúcar también lo transformamos rápidamente en grasa.
- Comer pan con moderación, y siempre integral.
- Aumentar el consumo de legumbres.
- Aliñar las comidas con aceite de oliva.
- Pescado azul de dos a cuatro veces a la semana.
- Poca carne, y que sea blanca.
- Por supuesto, en cada comida siempre verduras.

Y un punto muy importante es evitar el estreñimiento, con una dieta rica en fibra vegetal.

En el colesterol influyen otros factores además de la comida.

ALITAS DE
POLLO

CAFÉ

CERDO

COLESTEROL

LECITINA DE
SOJA

# 231 lecitina de soja

DIABETES, COLESTEROL

### Soy diabética y tengo alto el colesterol, ¿puedo tomar lecitina de soja?

Desde luego, porque la lecitina es sólo una grasa especial, de sabor muy agradable parecido al de los frutos secos, que por ejemplo se emplea en la fabricación de chocolate, para estabilizar la mezcla de sus ingredientes y darle su característica untuosidad.

Es interesante saber que para no engancharse en las paredes arteriales, e ir limpiando el aparato circulatorio, recogiendo el exceso de colesterol acumulado, el colesterol bueno (HDL) necesita protegerse con una cubierta de lecitina.

Es un buen aporte la ración de una cucharadita al día, y todo el mundo puede permitirse este suplemento de lecitina, incluidos los diabéticos.

La contienen de modo natural algunos alimentos, principalmente las legumbres, los frutos secos, la yema del huevo... Haciendo una dieta equilibrada su aporte está asegurado, como sucedía entre nuestra población cuando se comían muchas más legumbres y frutos secos.

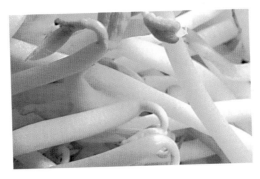

## 232 miel

COLESTEROL, AZÚCAR

### ¿Tiene la miel colesterol?

Al ser un producto elaborado por las abejas a partir de las sustancias de los vegetales o plantas que recolectan, la miel no tiene colesterol. Sí en cambio posee un 80 por ciento de azúcar.

## 233 pastillas de caldo

SAL

### ¿Está bien echarle una pastilla de caldo al guiso en lugar de sal?

Es otro sistema moderno de ponerle gusto y sal a la comida.
Estas pastillas están absolutamente contraindicadas para los hipertensos, debido a su alto contenido en sal.
También contienen grasas saturadas y glutamatos, unos aditivos potenciadores del sabor, que producen jaquecas o dolores de cabeza.
Es más saludable cocinar con productos naturales: laurel, cebolla, ajo, tomillo, perejil..., y nuestro imbatible aceite de oliva.

## 234 diabetes

FRUCTOSA

### Soy diabética no dependiente de la insulina, ¿puedo comer todos los alimentos que me apetezca elaborados con fructosa, como por ejemplo la bollería?

Rotundamente no. Porque si bien es cierto que la fructosa ingerida en pequeñas cantidades no necesita insulina para ser utilizada por el organismo, el problema aparece cuando se rebasa el límite de la cantidad de fructosa equivalente a la que aportan dos piezas de fruta al día, porque entonces ya sí hace falta insulina para su utilización.
Por lo tanto, no puedes comer toda la cantidad que te pida el cuerpo de los productos fabricados con fructosa, aunque se vendan en el mercado como «aptos para diabéticos», ni mucho menos.
Incluso la fruta es un gran problema para mucha gente diabética no dependiente de la insulina, pues no pueden tomar tanta como les apetece; la dosis aconsejada es de una pieza al día, o dos como máximo. Desde el punto de vista dietético, la diabetes no insulino-dependiente y la dependiente deben tratarse de manera diferente.

## 235 diabetes

RACIÓN DE FRUTA

### Soy diabético y tomo dos piezas de fruta al día con el desayuno, no sé si será suficiente

Sí, es una ración correcta para todo el mundo, y también para los diabéticos, porque nos asegura la dosis necesaria de vitamina C.

Pero en tu caso lo más saludable será no comer las dos piezas de fruta juntas en una misma comida. Repartiéndolas en tomas diferentes evitarás que se acumule una dosis alta de azúcar, ya que una pieza de fruta aporta de 20 a 30 gramos de azúcar de absorción rápida (fructosa), y de esta manera estarás haciendo la prevención de una subida de la glucosa.

# 236 frutas con más azúcar

### Soy diabético, y quiero saber cuáles son las frutas con más azúcar

Aquí tienes cuatro categorías fáciles de aprender:

- Frutas con bajo contenido, 5 o 6 gramos de azúcar por cada 100 gramos de fruta: fresas y fresones, moras, melón, pomelo, sandía, aguacate y aceitunas.
- De contenido medio, sobre 10 gramos de azúcar: albaricoques, granadas, limones, mandarinas, naranjas y piña.
- Con alto contenido, alrededor de unos 15 gramos de azúcar: caquis, cerezas, ciruelas, coco, higos, melocotones, manzanas y peras.
- Frutas con cerca o más de 20 gramos de azúcar: nísperos, chirimoyas, nectarinas, plátanos y uvas.

Pero la reflexión más importante que debe hacerse todo diabético no es si puede o no tomar algunas frutas, sino la certeza de que en cada toma no debe sobrepasar la cantidad de 20 o 25 gramos de azúcar con la fruta que esté comiendo. Así tendrá controlada su diabetes, y podrá disfrutar de la gran variedad que la naturaleza ofrece a lo largo del año.

# 237 turrón

### ¿Es de fiar el turrón que se vende para diabéticos, porque está más dulce de lo normal?

En sus etiquetas especifica que es un turrón «sin azúcar», o «con fructosa», y las dos informaciones vienen a indicar lo mismo: el turrón para diabéticos está elaborado siempre con fructosa, que es el azúcar de las frutas, y una de sus características es la de ser más dulce que la miel y el azúcar normal.

Cuando un producto se vende como «apto para diabéticos», esto simplemente nos está diciendo que no contiene sacarosa, es decir, el azúcar de consumo habitual, pero no quiere decir que no contenga otros tipos de azúcares. No se puede abusar de estos preparados, porque su contenido en hidratos de carbono siempre es muy alto. No es por lo tanto aconsejable para un diabético comer más de 50 gramos de estos dulces por ración.

MIEL

PASTILLAS
DE CALDO

DIABETES

FRUTAS

TURRÓN

## 238 leche

### Acabo de quedar embarazada y no me sienta bien la leche, ¿qué puedo tomar en su lugar para no perjudicar a mi hijo?

Sobre todo a primera hora de la mañana, muchas embarazadas presentan intolerancia a la leche, producto bastante difícil de digerir en el estómago. Nadie debe empeñarse en consumir un alimento cuando no lo digiere bien, por muy sano e imprescindible que parezca.

Un desayuno a base de tostadas con aceite y una infusión de comino evita problemas digestivos en los primeros meses de embarazo.

Comiendo yogur, que se tolera mejor, y queso se consigue fácilmente una buena dosis de calcio.

Pero no debes preocuparte, porque es a partir del cuarto mes de gestación cuando necesitarás más calcio, que a buen seguro conseguirás aumentando el consumo de lácteos, leche, cuajada, queso y yogur.

## 239 manzana

### ¿Qué fundamento tiene decir que las manzanas alivian las alergias de la piel?

Es la fruta que provoca menos alergia, al contrario de lo que ocurre con las fresas, que son causa de numerosas reacciones cutáneas.

Por su gran capacidad absorbente, la fibra de la manzana limpia y ayuda a una buena higiene, eliminando sustancias que pueden ser perjudiciales.

Es muy depurativa, y cuando salen sarpullidos en la piel, sobre todo en verano porque el intestino no está limpio, hay que hacer dietas con productos que no provoquen alergias; para estos problemas la manzana va fenomenal.

## 240 alergia al níquel

### Tengo alergia al níquel, ¿con qué alimentos debo tener cuidado?

Se trata de un mineral no tóxico, con un importante papel en el metabolismo del hígado; su función es depurativa.

Tomamos suficiente níquel haciendo a diario una dieta variada, y no hay problema, ya que las dosis sobrantes se eliminan por la orina. Aun así, existen personas como tú, intolerantes a este mineral, y cuando lo ingieren en exceso les puede aparecer una dermatitis.

- Compra envases de cristal y evita todas las conservas envasadas en latas metálicas, porque llevan níquel.
- No te convienen: té, café, chocolate y frutos secos.

- Los espárragos, las cebollas y las setas son los vegetales más ricos en níquel, así como los cereales integrales, por esto es recomendable que comas pan y cereales refinados; el proceso de refinado los empobrece en minerales.
- Y puedes tomar tranquilamente cualquier legumbre evitando sólo los guisantes.

LECHE

MANZANA

ALERGIA AL
NÍQUEL

CELÍACOS

COL

COLIFLOR

## 241 celíacos
ALIMENTACIÓN

### ¿Qué alimentos pueden tomar los celíacos?

Su caso es un importante problema de salud, porque en la Unión Europea hay más de un millón.

Pueden comer cualquier alimento, a excepción de productos fabricados con gluten, que es una proteína que llevan todos los cereales, menos el arroz y el maíz. Por lo tanto, les está prohibido tomar pan, harina de cereales y productos elaborados con esas harinas, como la pasta italiana.

Adelante y sin problemas con cualquier tipo de arroz, maíz y la harina de este cereal, de gran tradición culinaria en nuestro país, así como legumbres, patatas, boniatos, castañas y demás productos.

Debido a la enorme dimensión social de esta intolerancia al gluten, ya se comercializan pastas, galletas, biscotes y panes hechos sin gluten.

Conviene prestarle muchísima atención a los embutidos y muchos otros productos, porque en sus etiquetas puede figurar la harina como ingrediente, sin especificar si es de trigo.

Es necesario reivindicar que el etiquetado de los alimentos diga si llevan gluten, porque está en juego la salud de muchas personas.

## 242 col y coliflor
ANTICANCERÍGENOS

### ¿Es cierto que la col y la coliflor tienen propiedades anticancerígenas?

Sí, y así está científicamente comprobado. Debido a una buena cantidad de las vitaminas A, E y C, y a otras sustancias anticancerígenas conocidas, esto es, protectoras contra el cáncer, como sus «sulforanos», responsables de ese fuerte y característico olor a azufre que se produce al hervir las coles.

Todos estos nutrientes actúan como barrenderos, y limpian las malas sustancias potencialmente cancerígenas, que a través de la contaminación y otras causas pueden resultar un peligro para nuestra salud.

Ya que cada día se consumen inexplicablemente menos, hay que recuperar la buena costumbre que hemos tenido durante siglos de tomar col y coliflor, sobre todo en invierno, por tratarse de excelentes verduras invernales.

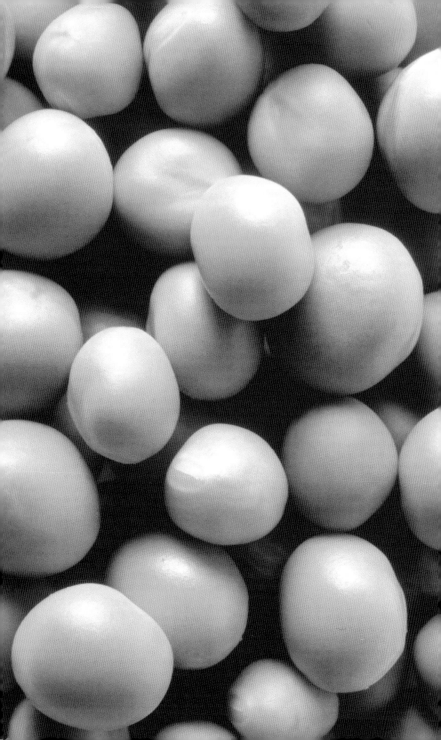

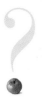

Muchas coles pueden comerse crudas en forma de ensalada, y resultan un alimento dulce y suave, fácil de preparar, troceado y aliñado sólo con un buen aceite de oliva.

# 243 corazón y cáncer

VITAMINA E

CORAZÓN

CÁNCER

ALGAS

CHOCOLATE

### ¿Qué importancia tiene para el organismo la vitamina E?

Es una sustancia protectora y antioxidante de las grasas y del organismo.

Nuevos estudios confirman cada día que estamos ante uno de los factores protectores contra el cáncer, junto con las vitaminas A y C. Disminuye el riesgo de los de pulmón, mama y próstata.

De una manera particular, la vitamina E nos protege de enfermedades cardiovasculares, encargándose de que la grasa no se enrancie tanto fuera como dentro del organismo.

Fuente de ella son los aceites vegetales, los frutos secos, el germen de trigo, el maíz, la soja, las verduras con hojas y por su especial riqueza destaca una fruta, el melón.

# 244 algas

CAÍDA DEL CABELLO

### ¿Existe algún alimento para fortalecer el pelo, e impedir que se me caiga el poco que tengo?

La calvicie de los hombres suele deberse a factores genéticos y es generalmente un problema de hormonas masculinas. También puede estar causada por la falta de minerales (hierro, magnesio, zinc...) y otras sustancias, cuya carencia provoca la caída prematura del cabello. Una alimentación rica en minerales es la única alternativa para estos casos: legumbres, jamón, frutos secos, y muy especialmente el pescado, los mejillones y el marisco.

En muchos países orientales hacen dietas muy ricas en minerales porque diariamente comen algas, y tienen espléndidas cabelleras. España es un país exportador de algas, pero aquí no tenemos la costumbre de comerlas. Son la verdura del mar. Ya se pueden consumir algas en forma de cápsulas y comprimidos.

Muchos jóvenes han podido frenar la caída del cabello variando sus hábitos alimenticios, ¡vale la pena probarlo! Pero si no lo consigues, no te preocupes demasiado: los calvos son interesantes.

# 245 chocolate

ACNÉ

### ¿Pueden salirme granitos por comer mucho chocolate, y es cierto que también pone a uno nervioso?

Pues sí, hay personas a quienes no les sienta bien el chocolate, sobre todo debido a su grasa, llegando incluso a provocarles alergias en la piel.

A unos les da estreñimiento y a otros diarrea. Su grasa, la manteca de cacao, es muy saturada y de difícil digestión. Debido a que en su composición lleva una pequeña dosis de cafeína, aunque en mucha menor cantidad que el café, también puede provocar un cierto nerviosismo, especialmente a organismos muy sensibles.

Cada uno tendrá que encontrar la medida de chocolate que le siente bien.

Tiene minerales imprescindibles para la buena nutrición. Ese chocolate con leche que muchos jóvenes se toman cada mañana les proporciona un aporte magnífico de hierro y magnesio.

A mucha gente el chocolate le siente de maravilla y les encanta, pero otras personas no lo toleran.

## 246 problemas de piel

### Tengo la piel muy seca, e incluso se me hacen grietas en las manos, por eso el médico me recomendó alimentos ricos en vitamina A. Quiero saber cuáles son

Se trata de productos muy populares.

En primer lugar contienen esta vitamina algunos alimentos de origen animal: mantequilla, leche, queso, yogur, siempre que sean enteros, es decir, con su nata. La vitamina A está disuelta en la grasa de la leche, de manera que si la retiramos, y tomamos todos estos alimentos desnatados, no se la proporcionamos al organismo, a no ser que hayan sido expresamente enriquecidos con ella.

Además está presente en el pescado, sobre todo en el azul. Es bien reconocido el aceite de hígado de bacalao como uno de los productos más ricos en vitamina A. Le conviene a niños, adolescentes y mayores, y también a gente con problemas de piel y mucosas.

Y por fin la vitamina A de origen vegetal está en los carotenos, indicadísimos para su caso de grietas. Todas las frutas y verduras de color naranja, como las zanahorias, la llevan, y por esta misma razón los licuados de zanahoria mezclada con frutas son magníficos concentrados de carotenos. Contienen especialmente vitamina A también otras frutas: las tropicales mango y papaya, los albaricoques, el melón y los orejones, que son albaricoques secos.

Tomando todos estos alimentos a diario, notarás en pocos días mejoría de la piel.

## 247 celulitis

### ¿Cómo conviene enfocar la dieta cuando hay una celulitis que va en aumento?

Por supuesto, hay que llevar un régimen.

Pero al mismo tiempo da un excelente resultado trabajar y potenciar la circulación, por ello son tan aconsejables los masajes, a sabiendas de que las mujeres tienen más problemas de circulación que los hombres.

También conviene beber muchísimo, andar, moverse, hacer ejercicio. Y vigilar los azúcares, que en el organismo femenino se transforman fácilmente y a gran velocidad en celulitis.

Por esta razón, para prevenir o solucionar la celulitis lo primero que debe hacer una mujer es aprender nociones de nutrición, para saber en qué alimentos se encuentran los azúcares, sobre todo los azúcares de absorción rápida, que están en la leche, la fruta, el azúcar y la miel. No quiere decir que no se puedan tomar estos alimentos, pero han de consumirse con mucha moderación.

Y es muy importante vigilar siempre el nivel de hierro, porque las anemias por falta de hierro favorecen la aparición de celulitis, y a la vez impiden que estos depósitos de grasa se eliminen con facilidad.

# 248 heridas y úlceras

ALIMENTACIÓN

### ¿Qué alimentos ayudan a cicatrizar las heridas y las úlceras?

Para este menester de la cicatrización, el organismo emplea una gran cantidad de proteínas, y las necesita de mucha calidad, por ello es necesario comer lácteos, huevos, carnes y pescados.

A las personas mayores y enfermas o paralíticas, que pasan muchas horas en la misma posición, se les acentúa el riesgo de padecer úlceras y escaras, cuando hacen una alimentación pobre en proteínas. Con el fin de aliviarlas y prevenirlas deben comer diariamente una abundante ración de pescado, alimento con poca, y a la vez saludable, grasa. Dan también buen resultado el consumo habitual de jamón, clara de huevo cocida, queso y yogur.

En personas inapetentes o que no pueden masticar la solución está en las proteínas concentradas, que se utilizan en el mundo del deporte: son preparados de proteínas en polvo, muy completas y sin grasa, de agradable sabor y fácil manejo en la cocina, que se disuelven y combinan muy bien con muchos platos, leche, yogur, caldos, sopas y purés. Con estos productos se han solucionado muchos problemas de alimentación en casos muy difíciles.

Otros estupendos colaboradores para conseguir una buena regeneración de los tejidos son los vegetales de bonitos colores, entre naranja y rojo, por sus buenos carotenos protectores de la piel: pimientos, zanahorias, tomates, albaricoques...

# 249 tabaco

## Soy fumadora empedernida y quiero saber cuántas piezas de fruta debo tomar para contrarrestar los efectos del tabaco

Las sustancias que lleva el humo del tabaco destruyen la vitamina C, razón por la cual las células de nuestro cuerpo humano, sin su protección, se oxidan y envejecen antes.

Entonces, si un no fumador tiene suficiente con dos o tres frutas al día para hacer acopio de esta vitamina, tú necesitas el doble, para cubrirte con mayor protección.

Pero si estás convencida de que el tabaco te está dañando la piel y los tejidos interiores del cuerpo, razón científica por la cual las mujeres que fuman envejecen antes a nivel cutáneo, ahí tienes argumentos de sobra para enterrar el tabaco.

# 250 período menstrual

## ¿Se adelgaza con el período menstrual?

Esta creencia tradicional es falsa. No tienen, pues, razón quienes dicen «ya adelgazará cuando le venga la regla», refiriéndose a las niñas gorditas. Eso era antes, pero no debido al período, sino a la actividad realizada cuando pasaban de adolescentes a mujeres, incorporándose comúnmente al trabajo del campo.

Ahora no es así; muy al contrario, siguen estudiando, son de costumbres sedentarias, nada de ejercicio, y muchas niñas con un cierto sobrepeso aún engordan más cuando vienen las primeras menstruaciones.

Para evitarlo deben aprender a comer como mujeres adultas, con pocas grasas y moderando los dulces.

El cuerpo femenino consume menos calorías que el masculino, y si las jovencitas no quieren ir cogiendo peso, no deben comer igual que sus hermanos varones, adolescentes.

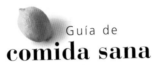

Guía de
# comida sana

# Menús para **saber vivir**

Ninguna ciencia le gana a las de la salud en su carácter eminentemente útil y práctico. La de la nutrición lo es por excelencia. De nada vale saberlo absolutamente todo sobre calorías y proteínas, si uno no come a diario de manera saludable. Mal negocio hace. La teoría adquiere grandeza cuando germina y fertiliza en beneficio, en este caso, nada menos que de la salud, el bien más apreciado de la especie humana.

En esta línea de pensamiento y convicción, nos pareció de gran interés ofrecer una Guía de menús saludables. Porque ya no se hace como antes la organización de las comidas familiares para toda la semana. La tradición de poner los jueves arroz y los viernes pescado es un rito perdido. Casi nadie sabe lo que va a comer mañana. Y esta fiebre de la improvisación y la prisa provoca como consecuencia el mal control y la poca variación de los alimentos, requisito fundamental y garantía de una alimentación sana.

De ahí la enorme importancia que tiene esta Guía. En ella hay menús para todos, y para situaciones distintas de vida y salud: comida para combatir el ácido úrico, el colesterol, la anemia, la celulitis, la falta de apetito... Y van acompañados de conceptos o ideas clave, que debes intentar comprender, aprender y poner en práctica.

Si los sigues al pie de la letra, no sólo ganará tu salud, sino que también mejorará toda tu actitud vital.

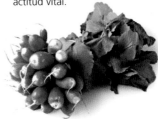

# desayunos
## saludables para una semana

La primera comida del día es sin duda la más importante. No desayunar es como no haber despertado y reactivado toda la maquinaria de nuestro organismo.

Empezar la jornada sin desayunar puede ser causa de graves accidentes laborales y de tráfico.

El rendimiento físico e intelectual (fracaso escolar) tiene mucho que ver con el desayuno. El café, el té y las infusiones son un buen acompañamiento para el desayuno, pero no aportan calorías.

## 1 energético

Para quien necesita vitaminas y mucha energía. Puede dejarse preparado la noche anterior, cuando hay poco tiempo. Mezclando todos los ingredientes se consigue una combinación saludable.

- 1 yogur.
- Frutos secos: almendras, avellanas, nueces o piñones.
- Ralladura de limón o naranja.
- Una fruta fresca troceada.
- Una cucharada de levadura de cerveza.
- Cereales.

## 2 completo y calórico

Con vitaminas de las frutas, energía del chocolate y la buena combinación de leche y cereales.

- Fruta del tiempo.
- Leche con chocolate y cereales.

### 3 ligero y sin grasa

Con la ayuda de los desnatados y el pan sin grasa, elaborado a la manera tradicional.

- **Compota de manzana y pera.**
- **Tostadas de pan.**
- **Yogur desnatado.**

### 4 para estómagos delicados

Evitando los ácidos, y facilitando una digestión muy ligera y rápida.

- **Zumo de manzana o licuado de manzana y zanahoria.**
- **Tostadas con membrillo.**
- **Cuajada.**

### 5 rico en fibra

Con el protagonismo de los productos integrales y el aceite, primera victoria del día contra el estreñimiento.

- **Macedonia de naranja y kiwi.**
- **Yogur con ciruelas secas, semillas de lino y miel.**
- **Pan integral con aceite de oliva.**

### 6 para cuidar el corazón

A base de alimentos cardiosaludables, cuando se necesita mucha energía y poco colesterol.

- **Zumo de frutas: pomelo o piña.**
- **Pan con tomate y atún, sardinas o caballa en aceite de oliva.**
- **Un yogur desnatado.**

### 7 bajo en hidratos de carbono

Pero rico en vitaminas, fibra y proteínas.

- **Licuado de zanahorias, lechuga, pepino y limón.**
- **Tortilla de verduras.**
- **Queso.**

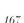

# menús para todos
### variados, equilibrados y económicos

**La verdura debe estar presente
en todas las comidas.
No pueden combinarse dos fritos
o sofritos en el mismo menú.
Cocinar a fuego lento o controlando
las temperaturas para no quemar
los aceites.
No hay menú sano sin fibra.**

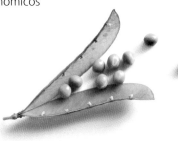

### 1er. MENÚ

**Almuerzo:**
* Pasta italiana, con salsa de cebolla y leche.
* Pescado frito.
* Fresones.

**Cena:**
* Ensalada de patata, tomate y boquerones.
* Yogur con dátiles y manzana.

### 2°. MENÚ

**Almuerzo:**
* Pimientos asados con bacalao desmenuzado.
* Legumbre.
* Yogur con fruta.

**Cena:**
* Verdura con patata.
* Pescado azul.
* Queso.

### 3er. MENÚ

**Almuerzo:**
* Ensalada vegetal con manzana.
* Canelones de col, rellenos de carne picada.
* Un mazapán.

**Cena:**
* Sopa de pasta.
* Croquetas y ensalada de lechuga.
* Piña natural.

### 4°. MENÚ

**Almuerzo:**
* Arroz con verduras.
* Pollo.
* Frutos secos dulces.

**Cena:**
* Espinacas con jamón, pasas y piñones.
* Flan.

### 5°. MENÚ

**Almuerzo:**
* Puré de legumbres y verdura.
* Albóndigas con zanahorias.
* Chirimoya.

**Cena:**
* Puré de patata.
* Pescado azul.
* Queso fresco con miel.

### 6°. MENÚ

**Almuerzo:**
- Ensalada con arroz.
- Bacalao al horno con pimientos.
- Un yogur.

**Cena:**
- Patatas gratinadas.
- Tortilla de cebolla y atún.
- Sandía.

### 7°. MENÚ

**Almuerzo:**
- Macarrones con salsa de tomate, cebolla y pimientos.
- Mejillones al vapor.
- Manzana con yogur y canela.

**Cena:**
- Ensalada con maíz.
- Tostadas de pan integral con queso.
- Granada.

### 8°. MENÚ

**Almuerzo:**
- Alcachofas al horno.
- Pescado blanco con patatas.
- Yogur.

**Cena:**
- Ensalada de col lombarda.
- Tortilla de queso.
- Fresones.

### 9°. MENÚ

**Almuerzo:**
- Cocido de verduras, patatas, legumbres y costilla de cerdo.
- Dulce de membrillo con yogur.

**Cena:**
- Sopa de pan.
- Pescado al vapor con verduras.
- Pera.

### 10°. MENÚ

**Almuerzo:**
- Arroz a la cubana con plátano.
- Hamburguesa.
- Infusión.

**Cena:**
- Ensalada de endibias y escarola con gambas y palitos de cangrejo.
- Un yogur con piña natural o con papaya.

### 11°. MENÚ

**Almuerzo:**
- Melón con jamón.
- Tortilla de patatas.
- Helado.

**Cena:**
- Ensalada de lentejas.
- Salmón al vapor.
- Almendras.

### 12°. MENÚ

**Almuerzo:**
- Ensalada.
- Paella.
- Crema catalana.

**Cena:**
- 2 yogures.
- Fresones o fruta de la temporada.

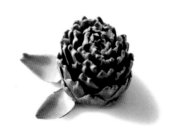

## con **pocas calorías**

**Hay que aliñar y cocinar con poca grasa y aceite. La sal yodada es un seguro para toda la población, porque nos garantiza un buen funcionamiento de la glándula tiroides. El yodo es el gran tesoro del mar.**

### 1er. MENÚ

*No hay unos alimentos que engorden y otros que no, porque todo depende de la cantidad que se coma.*

**Almuerzo:**
- Pasta italiana con almejas.
- Pescado azul.
- Piña natural.

**Cena:**
- Ensalada.
- Tortilla de cebolla.
- Yogur.

### 2º. MENÚ

*Los alimentos con mucha fibra son los más ligeros, porque la fibra no aporta calorías.*

**Almuerzo:**
- Ensalada de endibias y lentejas.
- Conejo guisado con cebolla.
- Un yogur.

**Cena:**
- Ensalada de col.
- Gambas.
- Una pieza de fruta.

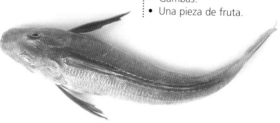

### 3er. MENÚ

*Los vegetales son pobres en grasa.*

**Almuerzo:**
- Pimientos asados.
- Ternera guisada con cebolla.
- Manzana asada.

**Cena:**
- Melón con jamón.
- Tortilla de calabacín.
- Queso fresco.

### 4º. MENÚ

*Comidas de pocas calorías pero con muchos minerales.*

**Almuerzo:**
- Ensalada de maíz.
- Pechinas o berberechos al vapor.
- Yogur.

**Cena:**
- Coliflor o bróculi.
- Filetes de pavo a la plancha.
- Un kiwi.

### 5º. MENÚ

*Los lácteos siempre tienen que estar presentes para evitar la falta de calcio.*

**Almuerzo:**
- Crema de calabacín, cebolla y queso.
- Calamar guisado con alcachofas.
- Una cuajada.

**Cena:**
- Ensalada de cogollos con atún y queso bajo en grasa.
- Yogur con piña y fresones.

### 6º. MENÚ

*Se consigue una dieta más ligera con mucho pescado.*

**Almuerzo:**
- Ensalada de tomate y queso fresco con orégano.
- Mejillones al vapor.
- Un kiwi.

**Cena:**
- Acelgas salteadas con jamón.
- Pescado azul al vapor.
- Un yogur con semillas de lino.

### 7º. MENÚ

*Conseguir las vitaminas de cada día con los alimentos crudos.*

**Almuerzo:**
- Champiñones al ajillo.
- Lomo guisado con tomillo.
- Papaya.

**Cena:**
- Ensalada de berros y zanahorias.
- Pescado hervido con cebolla.
- Yogur.

para **mayores**

Comer es un placer al que no debemos renunciar, el primero y muchas veces el último de la vida.
Importantísimo y vital: hay que beber aunque no se tenga sed.

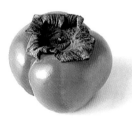

### 1er. MENÚ

*Tres comidas al día como mínimo, para evitar las bajadas de energía.*

**Almuerzo:**
- Ensalada de tomate.
- Pies de cerdo con garbanzos y verduras.
- Un yogur.

**Cena:**
- Sopa de pasta con queso y clara de huevo.
- Una manzana.

### 2º. MENÚ

*Comer de todo y variado es un seguro de plenitud.*

**Almuerzo:**
- Licuado de lechuga, tomate, zanahorias, manzana, limón y perejil.
- Albóndigas de pescado con guisantes.
- Queso fresco.

**Cena:**
- Sopa de pasta.
- Tortilla de espinacas y legumbres.
- Macedonia de frutas.

### 3er. MENÚ

*Para no envejecer, ninguna cena sin proteínas.*

**Almuerzo:**
- Ensalada de tomate y queso.
- Guisado de conejo.
- Plátano.

**Cena:**
- Tostadas con atún en aceite.
- Pera con dátiles, ciruelas y yogur.

## 4°. MENÚ

*Dieta nutritiva para mantener un cerebro sano.*

**Almuerzo:**
- Pimiento, berenjena y cebolla asados.
- Potaje de legumbres con bacalao.
- Manzana.

**Cena:**
- Hervido de verdura y patata.
- Pescado hervido.
- Queso fresco con miel.

## 5°. MENÚ

*Comidas fáciles de masticar.*

**Almuerzo:**
- Ensalada de tomate, lentejas y queso fresco.
- Hamburguesa.
- Un yogur con miel.

**Cena:**
- Puré de verduras.
- Croquetas.
- Un kiwi.

## 6°. MENÚ

*Se puede comer de todo pero sin abusar.*

**Almuerzo:**
- Tortilla de alcachofas.
- Jamón curado o cocido.
- Macedonia de frutas.

**Cena:**
- Ensalada de guisantes, atún y berberechos.
- Un yogur con uvas pasas.

## 7°. MENÚ

*Los alimentos crudos son más necesarios que nunca. En los licuados está la solución.*

**Almuerzo:**
- Licuado de vegetales y fruta.
- Cocido.
- Cuajada.

**Cena:**
- Merluza con patata.
- Manzana cocida.

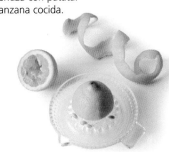

## al gusto de **niños y jóvenes**

La comida siempre es un regalo, y uno de los momentos más agradables para compartir.

La falta de tiempo para estar con nuestros hijos resulta uno de los principales problemas que sufrimos en la actualidad.

Desde pequeños deben aprender que sin comida sana no hay auténtica felicidad.

Porque tener salud depende en gran parte de lo que comemos.

El mayor error que hacemos en nutrición es variar poco las comidas.

El cuerpo lo fabricamos día a día como las casas, con materiales de buena o mala calidad; tenemos la obligación de escoger bien, para conservarlo sano.

### 1er. MENÚ

*Ensaladas de colores, la verdura no sólo es verde.*

**Almuerzo:**
- Macarrones.
- Calamares.
- Zumo de naranja.

**Cena:**
- Ensalada de tomate, guisantes y maíz.
- Libritos de lomo, jamón y queso.
- Natillas.

### 2°. MENÚ

*Las frutas son imprescindibles cada día. Nuestros hijos pueden colaborar, preparando una buena macedonia.*

**Almuerzo:**
- Espárragos con mayonesa.
- Canelones.
- Macedonia de frutas.

**Cena:**
- Croquetas de pescado, tomate y zanahoria rallada, con aceitunas.
- Un yogur con mermelada.

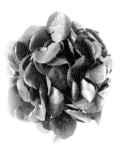

### 3er. MENÚ

*Comer es divertido. La pizza con vegetales es un invento de la buena dieta mediterránea.*

**Almuerzo:**
- Ensalada con guisantes.
- Pizza.
- Un yogur.

**Cena:**
- Tomates decorados.
- Pastel de tortillas.
- Mandarinas.

### 4º. MENÚ

*Introduce el pescado con uno de sus platos preferidos.*

**Almuerzo:**
- Pasta italiana con pescado y berberechos.
- Macedonia de frutas.

**Cena:**
- Ensalada con piña y queso.
- Canapés variados.
- Natillas.

### 5º. MENÚ

*La legumbre es necesaria y saludable. Es más fácil de comer para los pequeños, si se combina con la ensalada.*

**Almuerzo:**
- Ensalada con legumbre.
- Conejo guisado.
- Fresones.

**Cena:**
- Gazpacho.
- Mejillones.
- Helado.

### 6º. MENÚ

*La verdura se puede disfrazar con las salsas preferidas.*

**Almuerzo:**
- Ensalada de patata con atún y aceitunas
- Tortilla de espinacas cubierta de salsa de tomate.
- Un yogur.

**Cena:**
- Ensalada de tomate, queso fresco y orégano.
- Croquetas.
- Mandarinas.

### 7º. MENÚ

*Compartir la comida hace auténticos amigos. Un menú barato y económico para las reuniones juveniles.*

**Almuerzo:**
- Pasta con queso.
- Albóndigas.
- Melocotón en almíbar.

**Cena:**
- Montaditos sobre pan y sobre tomates.
- Tortilla de patata.
- Helado.

# una **piel joven y sana**

La piel es nuestra tarjeta de presentación, habla de nuestro estado de salud. Regeneramos y cambiamos toda la piel cada 30 días. Su calidad depende directamente de lo que se come.

El mejor cosmético es la comida diaria.

La piel es como una planta: crece nutrida por nuestros alimentos.

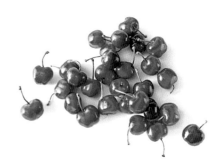

### 2º. MENÚ

*La mejor protección contra el sol está en los vegetales que nos acompañan en la época de calor.*

**Almuerzo:**
- Melón con jamón magro.
- Pescado con patatas.
- Albaricoques.

**Cena:**
- Ensalada de zanahorias y remolacha.
- Sardinas.
- Melocotón.

### 3er. MENÚ

*Hay que pintarse por dentro de color naranja, con los buenos carotenos de la zanahoria y las frutas. Son el mejor cosmético, y una gran ayuda para combatir el acné.*

**Almuerzo:**
- Ensalada de berros con atún.
- Carne guisada con cebolla y zanahorias.
- Orejones.

**Cena:**
- Puré de verduras.
- Tortilla de calabaza.
- Queso con miel.

### 1er. MENÚ

*El agua y el aceite son elementos necesarios para evitar la sequedad de la piel.*

**Almuerzo:**
- Ensalada de zanahorias y berros.
- Buñuelos de bacalao.
- Fruta de la temporada.

**Cena:**
- Gazpacho, con aceite.
- Tostadas con sardinas al aceite de oliva.
- Yogur.

### 4°. MENÚ

*La fruta es la mejor bebida, compañía imprescindible en la playa y en la montaña, porque la piel en verano necesita muchísima más agua.*

**Almuerzo:**
- Pimientos asados, con tomate crudo y anchoas.
- Tortilla de patatas.
- Cerezas.

**Cena:**
- Ensalada con palitos de cangrejo.
- Yogur con sandía.

### 5°. MENÚ

*La vitamina A es de especial importancia para la piel y las mucosas.*

**Almuerzo:**
- Ensalada con maíz.
- Conejo guisado con zanahorias.
- Orejones.

**Cena:**
- Puré de verduras con zanahorias.
- Sardinas.
- Yogur.

### 6°. MENÚ

*Una dieta depurativa es una excelente limpieza de cutis que la piel agradece.*

**Almuerzo:**
- Ensalada de remolacha, zanahoria, rábanos, berros, endibias, perejil y espinacas, aliñada con aceite y limón
- Sepia con guisantes.
- Zumo de naranja.

**Cena:**
- Patata y verdura cocida.
- Dos yogures desnatados.
- Frutas de primavera: albaricoques, nísperos, melón, melocotón.

### 7°. MENÚ

*Sin aceite, arrugas seguras. No hay que olvidarlo en la comida de verano.*

**Almuerzo:**
- Ensalada de tomates y aguacates.
- Pescado azul.
- Melón

**Cena:**
- Ensalada de salmón marinado en aceite de oliva y limón.
- Yogur natural.

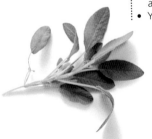

## para **ovolactovegetarianos**

**Muchos pueblos son de tradicion vegetariana y su estado de salud es excelente.**

**Una dieta con vegetales, huevos y lácteos cubre todas las necesidades nutritivas, incluida la de vitamina B$_{12}$.**

**Una buena dieta vegetariana se basa en el consumo de cereales y legumbres.**

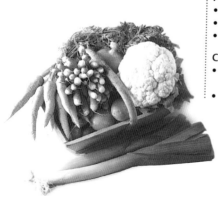

### 1er. MENÚ

*Los guisados tradicionales, como los de arroz, son sabrosísimos sólo con vegetales.*

**Almuerzo:**
- Ensalada de apio con salsa de yogur.
- Arroz con verduras y setas.
- Piña natural.

**Cena:**
- Puré de verduras con queso.
- Tortilla de alcachofas.
- Galletas.

### 2º. MENÚ

*La naturaleza nos ofrece excelentes proteínas en los cereales y otros vegetales de grano como la quinoa, una planta sudamericana de gran valor nutritivo.*

**Almuerzo:**
- Ensalada con quinoa real.
- Guisado de lentejas.
- Yogur.

**Cena:**
- Tostadas de panes variados con pimientos asados y queso.
- Macedonia de frutas.

### 3er. MENÚ

*De otras culturas tenemos alimentos tan nutritivos como las algas y tan sabrosos como los lichis.*

**Almuerzo:**
- Sopa de verduras y algas.
- Potaje vegetal de legumbres y arroz.
- Infusión con miel.

**Cena:**
- Arroz con verduras, aliñado con salsa de soja.
- Cuajada con lichis.

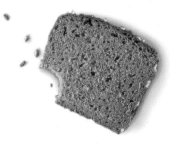

### 4°. MENÚ

*Comida sana, barata y deliciosa.*

**Almuerzo:**
- Ensalada con soja germinada y nueces.
- Combinado de tres legumbres.
- Yogur.

**Cena:**
- Patatas gratinadas.
- Tortilla de calabaza.
- Higos secos.

### 5°. MENÚ

*Los menús sin colesterol son un descanso para el corazón.*

**Almuerzo:**
- Ensalada vegetal con manzana.
- Canelones de espinacas y piñones.
- Dulce de membrillo.

**Cena:**
- Sopa de pasta con verduras.
- Croquetas de berenjena.
- Piña natural.

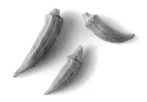

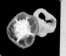

**Para que una comida resulte cardiosaludable debe ser baja en grasa y en sal. En la cocina del hipertenso tiene que desaparecer la sal y los cubitos de caldo. La grasa del cerdo es muy insaturada, similar al aceite de oliva, pero hay que saber escoger las partes magras, porque nuestro corazón no es amigo de muchas grasas. Al cerdo le pedimos perdón como hemos hecho con la sardina.**

1er. MENÚ

*Las aves tienen poco colesterol, la grasa está en su piel.*

**Almuerzo:**
- Puré de legumbre.
- Codornices a la vinagreta.
- Yogur desnatado.

**Cena:**
- Ensalada con pescado hervido.
- Piña natural.

2°. MENÚ

*El conejo es la carne con menos colesterol.*

**Almuerzo:**
- Ensalada con piña.
- Conejo con zanahorias.
- Doce avellanas.

**Cena:**
- Bacalao con patata y cebolla.
- Yogur con albaricoques.

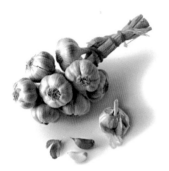

### 5°. MENÚ

*Pescado azul para limpiar el aparato circulatorio.*

**Almuerzo:**
- Asado de pimiento, berenjena y cebolla.
- Pescado azul al horno y patatas asadas.
- Una fruta.

**Cena:**
- Ensalada de arroz con jamón magro.
- Un yogur desnatado.

### 6°. MENÚ

*El mejor diurético es una dieta baja en sodio y alta en potasio.*

**Almuerzo:**
- Setas salteadas con ajo y perejil.
- Pavo con cebolla y romero.
- Yogur desnatado.

**Cena:**
- Puré de calabacín.
- Pescado al vapor.
- Albaricoques.

### 7°. MENÚ

*El corazón agradece las cenas ligeras.*

**Almuerzo:**
- Gazpacho.
- Salmón cocido sobre patatas.
- Melón

**Cena:**
- Ensalada con bacalao marinado.
- Queso fresco con miel.

### 3er. MENÚ

*No sólo es peligrosa la grasa de la comida, también lo es la que fabricamos. Todo lo que tomamos en exceso se trasforma en grasa, por eso lo mejor son los menús con pocas calorías.*

**Almuerzo:**
- Arroz con champiñones.
- Albóndigas de carne muy magra, con guisantes.
- Zumo de naranja.

**Cena:**
- Sopa de tomillo.
- Calamares salteados con ajo y perejil.
- Yogur con miel.

### 4°. MENÚ

*Las hierbas aromáticas cobran protagonismo en una buena cocina sin sal.*

**Almuerzo:**
- Ensalada con salsa de yogur.
- Pollo con cebolla y hierbas campestres.
- Dátiles y orejones.

**Cena:**
- Pescado al horno con patatas o con puré de castañas.
- Yogur con piña natural y plátano.

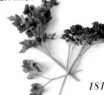

Para mantener el cuerpo limpio de ácido úrico, hay que beber cada día dos o tres tazas de caldo de cebolla con zumo de limón.

Cuando el ácido úrico está alto:

- Los alimentos de origen animal más aconsejables son los lácteos y los huevos.
- Hay que evitar espárragos, coliflor y espinacas.
- Suprimir totalmente de la dieta las vísceras de animales y el pescado azul pequeño como las anchoas.
- Eliminar toda bebida alcohólica.
- Es muy perjudicial el ayuno y estar muchas horas sin comer. No hay que saltarse nunca el desayuno o la cena.
- El exceso de frutas no es aconsejable: la dosis ideal se limita a dos piezas al día.

1er. MENÚ

*Los frutos secos son un excelente alimento para mantener sanas y jóvenes las articulaciones.*

**Almuerzo:**
- Ensalada de col y tomate.
- Sepia con zanahorias y guisantes.
- Un yogur con almendras y canela.

**Cena:**
- Caldo vegetal.
- Patatas con cebolla y queso al horno.
- Un kiwi.

2º. MENÚ

*Para bajar el ácido úrico, beber a diario un litro de infusión de romero. Esta planta aromática, hasta en la sopa.*

**Almuerzo:**
- Arroz con verduras.
- Conejo guisado con ajos y romero.
- Manzana.

**Cena:**
- Puré de verduras.
- Pescado al horno.
- Queso fresco.

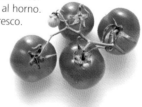

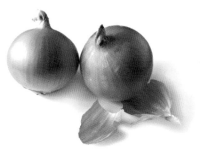

*El ajo es un buen condimento antirreumático.*

**Almuerzo:**
- Arroz con maíz y ensalada.
- Pollo con calabacín.
- Cuajada con miel.

**Cena:**
- Sopa de pan y ajo.
- Jamón curado.
- Queso fresco con miel.

*Una buena dieta evita la degeneración de las articulaciones, porque cubre las necesidades de calcio y magnesio.*

**Almuerzo:**
- Sopa de pescado y cebolla.
- Tortilla de alcachofas.
- Dulce de membrillo.

**Cena:**
- Sopa de pasta.
- Queso con nueces.
- Fruta.

*El limón, un eficaz aliado contra el reúma.*

**Almuerzo:**
- Garbanzos con pimiento y tomate.
- Tortilla de cebolla.
- Yogur con zumo y ralladura de limón.

**Cena:**
- Verdura con patatas.
- Cuajada con uvas pasas.

*Vegetales, huevos y lácteos es la dieta ideal para reducir el ácido úrico*

**Almuerzo:**
- Patatas a lo pobre.
- Huevos fritos.
- Kiwi.

**Cena:**
- Crema de calabacín y cebolla con queso.
- Pescado blanco frito.
- Manzana asada.

*No saltarse ninguna comida. Tres al día como mínimo para no deteriorar las articulaciones.*

**Almuerzo:**
- Sopa de cebolla y romero.
- Pollo con patatas.
- Manzana.

**Cena:**
- Ensalada con berenjena asada.
- Pescado blanco al vapor.
- Yogur.

# unos **huesos fuertes**

Los huesos no son sólo calcio. Para mantenerse fuertes, necesitan cada día proteínas, vitaminas y otros minerales. Los problemas óseos que aparecen de mayores son la consecuencia de haber vivido de la renta de sus minerales durante muchos años. Durante la época de crecimiento y hasta los 25 años nos jugamos la calidad de nuestros huesos para toda la vida. Aunque seamos muy mayores, siempre podemos reforzarlos.

Sin vitamina D no podemos luchar contra la osteoporosis, por mucho calcio que tomemos.

### 1er. MENÚ

*El pescado azul es un buen aporte de vitamina D.*

**Almuerzo:**
- Pasta italiana con queso.
- Sardinas
- Fresones.

**Cena:**
- Ensalada con maíz, manzana, atún y queso.
- Leche con cereales.

### 2°. MENÚ

*Muchos vegetales tienen calcio en abundancia, como las aceitunas.*

**Almuerzo:**
- Ensalada con aceitunas.
- Sepia con guisantes.
- Naranja.

**Cena:**
- Puré de patatas gratinado con queso.
- Yogur con fresones y moras.

### 3er. MENÚ

*La leche es el alimento de los huesos, y en la cocina el mejor ingrediente de muchos platos.*

**Almuerzo:**
- Licuado de col, zanahoria, manzana, limón y perejil.
- Albóndigas de pescado.
- Flan.

**Cena:**
- Puré de calabacín, puerro y queso.
- Croquetas de jamón.
- Macedonia de frutas.

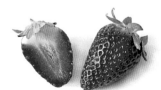

### 4°. MENÚ

*El yogur y el queso tienen menos azúcar que la leche y conservan todo su calcio.*

**Almuerzo:**
- Ensalada con berros y queso.
- Sardinas.
- Uva.

**Cena:**
- Menestra de verduras.
- Calamar a la plancha.
- Yogur.

### 5°. MENÚ

*A partir de los 40 años en las mujeres y de los 60 en los hombres, se debe aumentar el consumo de calcio.*

**Almuerzo:**
- Ensalada de tomate y queso.
- Guisado de albóndigas.
- Plátano.

**Cena:**
- Tostadas con atún en aceite.
- Higos, dátiles, ciruelas y yogur.

### 6°. MENÚ

*Las dietas bajas en proteínas no mantienen los huesos jóvenes.*

**Almuerzo:**
- Fideos con almejas y mejillones.
- Langostinos con cebolla.
- Zumo de pomelo.

**Cena:**
- Puré de verduras con queso y clara de huevo.
- Cuajada.

### 7°. MENÚ

*Para conseguir mucho calcio, incluir lácteos en todas las comidas.*

**Almuerzo:**
- Consomé con queso.
- Pescado al vapor con patatas.
- Piña natural.

**Cena:**
- Ensalada con manzana.
- Tostadas de pan con aceite de oliva y filetes de caballa.
- Queso fresco con miel.

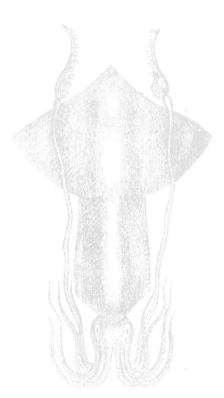

Los alimentos deben llegar al estómago bien triturados, por eso es tan importante la masticación.

Cuando un alimento repite, quiere decir que no se digiere bien, y lo mejor es suprimirlo de la dieta.

El enemigo número uno del hígado es el alcohol, pero no para todos por igual. Es más peligroso para las mujeres. Hay hígados delicados que no toleran ni un poco de alcohol.

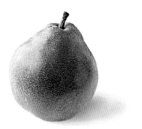

### 1er. MENÚ

*Cuando la digestión es lenta, hay que recuperar las dietas ligeras y nutritivas que se preparaban a los enfermos. El buen aceite de aliñar añade calorías al menú.*

**Almuerzo:**
- Sopa de pasta: con el caldo desgrasado.
- Pescado hervido.
- Cuajada.

**Cena:**
- Hervido de patata y verduras con pollo.
- Pan tostado.
- Manzana asada.

### 2°. MENÚ

*Contra los ardores de estómago, dieta de hervidos. Cuidado con cocinar a la plancha, puede ser irritante para la mucosa gástrica.*

**Almuerzo:**
- Arroz hervido, aliñar con aceite de oliva virgen.
- Pescado blanco al vapor con zanahoria, laurel o tomillo.

**Cena:**
- Carne hervida con patata, zanahoria y calabacín.
- Queso fresco.

## 3er. MENÚ

*Cuando las transaminasas están altas, una dieta muy baja en grasas para que el hígado trabaje menos.*

**Almuerzo:**
- Licuado de zanahoria y manzana.
- Pescado blanco con patatas.
- Manzana y pera cocidas.

**Cena:**
- Hervido de calabacín, zanahoria y judía verde.
- Gambas hervidas con maíz.
- Un trozo de mozzarela.

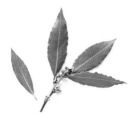

## 4°. MENÚ

*Escoger carnes blancas de las aves y el conejo, para que el menú sea ligero en grasa.*

**Almuerzo:**
- Patata y guisantes.
- Filetes de pavo a la plancha.
- Manzana asada.

**Cena:**
- Arroz con berenjena y cebolla asadas.
- Pescado al vapor.
- Uvas pasas.

## 5°. MENÚ

*Zumos y licuados, para no dejar de tomar alimentos crudos.*

**Almuerzo:**
- Sopa de arroz y cebolla.
- Conejo con hierbas aromáticas.
- Zumo de fruta.

**Cena:**
- Licuado de zanahoria, pera y mango.
- Pescado hervido con patata y cebolla.

## 6°. MENÚ

*La piña fresca de postre es un digestivo natural.*

**Almuerzo:**
- Consomé.
- Pescado al vapor con patatas.
- Piña natural.

**Cena:**
- Manzana.
- Tostadas de pan con aceite de oliva y filetes de pechuga de pavo.
- Una cuajada.

## 7°. MENÚ

*Para evitar la producción de gases, una infusión de comino al acabar la comida.*

**Almuerzo:**
- Arroz.
- Pescado acompañado de berenjena asada.
- Yogur tipo bífidus.

**Cena:**
- Hervido de calabacín, zanahoria y patata.
- Tostadas con jamón de pavo.
- Infusión de comino.

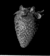

# para **evitar anemias**

La falta de hierro puede ser causa de muchos males: cansancio, falta de ánimo, caída de cabello, dolores de cabeza...

El organismo se siente sin vida con poco hierro, porque no llega suficiente oxígeno a todas las células.

Las mujeres necesitan más hierro que los hombres, en especial durante el embarazo.

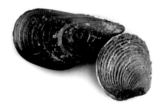

### 1er. MENÚ

*La vitamina C es la mejor ayuda para aprovechar el hierro de la comida.*

**Almuerzo:**
- Fideos con verduras.
- Salmón a las finas hierbas.
- Mandarinas.

**Cena:**
- Ensalada variada con frutos secos.
- Tortilla de verduras.
- Uvas pasas.

### 2º. MENÚ

*El ácido fólico es una vitamina fundamental en la lucha contra las anemias.*

**Almuerzo:**
- Garbanzos con tomate y endibias.
- Gambas con ajo y perejil.
- Yogur.

**Cena:**
- Ensalada de arroz con berros y rábanos.
- Pescado blanco a la plancha.
- Manzana.

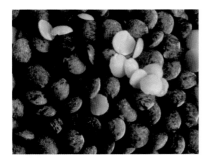

### 3er. MENÚ

*Las vitaminas del grupo B son imprescindibles para fabricar glóbulos rojos.*

**Almuerzo:**
• Coliflor con judías blancas.
• Lomo asado.
• Zumo de naranja.

**Cena:**
• Sopa de pasta con copos de levadura.
• Atún o bonito a la plancha con ensalada de berros.
• Queso fresco.

### 4°. MENÚ

*La carne blanca de conejo es especialmente rica en hierro.*

**Almuerzo:**
• Ensalada tibia de cebolla y berenjena asada con lentejas.
• Conejo con pimientos.
• Yogur desnatado con orejones.

**Cena:**
• Ensalada de tomates y perejil con sardinas.
• Espinacas con uvas pasas y piñones.
• Kiwi.

### 5°. MENÚ

*Una dieta baja en proteínas provoca anemias.*

**Almuerzo:**
• Ensalada de remolacha.
• Guisado de carne con setas.
• Fresones.

**Cena:**
• Espinacas salteadas con bechamel.
• Tortilla de atún, perejil y cebolla.
• Albaricoques.

### 6°. MENÚ

*Poner perejil en todos los platos es un seguro contra la anemia.*

**Almuerzo:**
• Lentejas con arroz.
• Mejillones con ajo y perejil.
• Piña.

**Cena:**
• Ensalada de patata, pimientos y perejil con nueces.
• Filetes de avestruz a la plancha.
• Orejones.

### 7°. MENÚ

*Fruta seca y frutos secos, dos buenos aportes de hierro.*

**Almuerzo:**
• Puré de legumbres.
• Guisado de calamares y berberechos.
• Yogur.

**Cena:**
• Ensalada con perejil.
• Tostadas de pan integral con jamón curado.
• Ciruelas pasas y nueces.

# la celulitis

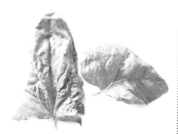

La celulitis no es sólo un problema de estética; ese acúmulo localizado de grasa y de líquido dificulta también el buen flujo sanguíneo.
Celulitis no es igual a sobrepeso, pero hay que colaborar con una dieta adecuada para ayudar a eliminarla.

## 1er MENÚ

*Hacer un exceso en alguna comida significa formar grasa en el organismo. Hay que repartir los alimentos en varias tomas al día.*
*Aunque no se aumente de peso por comer poco a otras horas, todo lo que comamos de más se transforma en grasa de reserva.*

### Almuerzo:
- Endibias con trucha ahumada.
- Filetes de pavo.
- Fresas.

### Cena:
- Pimientos asados con bacalao hervido.
- Cuajada.

## 2º MENÚ

*Para «quemar» la celulitis se necesita una buena oxigenación de los tejidos con el suficiente hierro.*

### Almuerzo:
- Espinacas salteadas con jamón.
- Mejillones al vapor.
- Orejones.

### Cena:
- Ensalada con sardinas.
- Yogur.

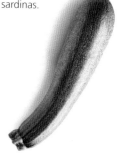

3er. MENÚ

*Una dieta muy diurética, alta en potasio, elimina el exceso de líquido acumulado.*

**Almuerzo:**
- Legumbre hervida con huevo duro y berenjena asada.
- Cuatro higos secos.

**Cena:**
- Crema de calabacín, puerro y queso.
- Pescado a la plancha.
- Mandarinas

4º. MENÚ

*Evitar la sal para no acumular líquido.*

**Almuerzo:**
- Ensalada de pepino.
- Pasta con almejas.
- Infusión.

**Cena:**
- Cogollos con palitos de cangrejo y alcaparras.
- Tortilla de alcachofas.
- Kiwi.

5º. MENÚ

*Cuidado con los azúcares, porque pueden ser la materia prima para fabricar grasa, aunque la comida no la contenga.*

**Almuerzo:**
- Berenjenas rellenas de carne magra, gratinadas.
- Yogur con almendras.

**Cena:**
- Ensalada de apio, pepino y rábanos.
- Chipirones a la plancha.
- Piña.

6º. MENÚ

*Las algas son buenas aliadas para combatir la celulitis.*

**Almuerzo:**
- Arroz con algas y verduras.
- Yogur con ciruelas pasas.

**Cena:**
- Ensalada de tomate con queso.
- Pescado azul al vapor.
- Infusión.

7º. MENÚ

*La salvia es una gran aliada de la mujer. Beber sus infusiones y añadirla a los platos resulta una ayuda muy eficaz contra la celulitis.*

**Almuerzo:**
- Gazpacho.
- Cabrito asado con salvia.
- Queso fresco.

**Cena:**
- Crema de verduras.
- Tortilla de perejil y cebolla.
- Infusión de salvia.

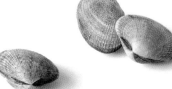

# engordar con salud

La delgadez excesiva conlleva un riesgo para la salud. Para conseguir un cuerpo más vital hay que aumentar kilos. Mantener una buena estructura muscular es un seguro de juventud, porque son los músculos los que mantienen a las articulaciones en su sitio correcto.

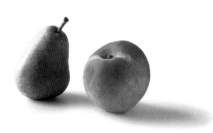

### 2°. MENÚ

*Regla de oro: acompañar con pan todas las comidas, mejor tostado y con aceite.*

**Almuerzo:**
- Potaje de lentejas.
- Huevos al plato con maíz.
- Yogur con almendras y dulce de membrillo.

**Cena:**
- Crema de cangrejos.
- Tostadas con pasta de croqueta y gratinadas con queso.
- Piña en almíbar.

### 1er. MENÚ

*El postre es muy importante, nunca acabar una comida sin ese último plato rico en azúcares.*

**Almuerzo:**
- Ensalada con pasta.
- Cordero al horno.
- Macedonia de frutas.

**Cena:**
- Puré de verduras y queso.
- Empanadillas de atún.
- Natillas con melocotón en almíbar.

### 3er. MENÚ

*Beber mosto o zumo de manzana en el almuerzo y la cena es un aporte adicional de fruta.*

**Almuerzo:**
- Ensalada con aguacate.
- Albóndigas con patatas y guisantes.
- Flan.

**Cena:**
- Hervido de patata y verdura.
- Bacalao frito con salsa de tomate.
- Plátano.

### 4°. MENÚ

*Pan, cereales, patatas, legumbres, todos tienen almidón, y también lo tienen las castañas y los boniatos. Este nutriente es esencial para equilibrar los menús.*

**Almuerzo:**
- Arroz con setas.
- Conejo con puré de castañas.
- Manzana cocida con guindas.

**Cena:**
- Puré de verduras con copos de cereales.
- Calamares a la romana.
- Boniatos con miel.

### 5°. MENÚ

*El aceite crudo tiene las mismas calorías que frito y resulta menos saciante. Poner aceite es añadir calorías sanas.*

**Almuerzo:**
- Legumbres con tomate crudo y aceite.
- Tortilla de espinacas y jamón.
- Un yogur con uvas pasas y dátiles.

**Cena:**
- Ensalada con manzana y filetes de caballa al aceite de oliva.
- Jamón curado y pan con tomate y aceite.
- Pera en almíbar.

### 6°. MENÚ

*Para engordar con salud no hay que abusar de las grasas saturadas.*

**Almuerzo:**
- Patatas guisadas.
- Pescado blanco con zanahorias.
- Rosquillas.

**Cena:**
- Sopa de cebolla gratinada.
- Pollo empanado.
- Macedonia con helado.

### 7°. MENÚ

*El gran truco: añadir levadura de cerveza en todas las comidas.*

**Almuerzo:**
- Ensalada con remolacha y copos de levadura.
- Tortilla de patata y cebolla.
- Plátano con zumo de naranja.

**Cena:**
- Puré de calabacín, cebolla, queso y levadura en polvo.
- Pescado azul.
- Pastel de manzana.

# ricos en fibra

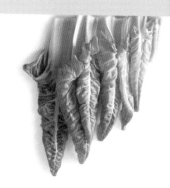

La fibra vegetal es imprescindible para evitar el estreñimiento.

Incluir alimentos ricos en fibra en todas las comidas para mantener un intestino sano. La fibra hace más lenta la absorción de los hidratos de carbono.

Menús con alto contenido en fibra para bajar el colesterol.

### 2°. MENÚ

*El yogur es un gran aliado de la limpieza del intestino. Para problemas crónicos de estreñimiento, 2 o 3 yogures al día.*

**Almuerzo:**
- Coliflor con bechamel.
- Lomo con ciruelas.
- Yogur tipo bífidus.

**Cena:**
- Ensalada de espinacas y tomates.
- Pescado frito.
- Yogur.

### 1er. MENÚ

*Con aceite se protege y lubrica el intestino.*

**Almuerzo:**
- Ensalada de lentejas, lechuga y tomate.
- Calamares con cebolla en aceite.
- Yogur.

**Cena:**
- Arroz integral.
- Tortilla de espárragos.
- Ciruelas, uvas pasas y almendras.

### 3er. MENÚ

*Las legumbres contienen mucha fibra y poca grasa.*

**Almuerzo:**
- Pimiento, berenjena y cebolla asada.
- Potaje de legumbres.
- Kiwi con naranja.

**Cena:**
- Ensalada de tomate, maíz y atún en aceite.
- Dos yogures con sandía y fresones.

4°. MENÚ

..................

*Las espinacas son la verdura con más fibra.*

**Almuerzo:**
- Ensalada con legumbres.
- Bacalao con pimientos.
- Un yogur.

**Cena:**
- Puré de calabacín y puerro.
- Tortilla de espinacas y jamón.
- Kiwi.

5°. MENÚ

..................

*Las fibras gelatinosas son suaves para el intestino y no producen gases. Las semillas de lino y el agar-agar, que se saca de las algas, las contienen.*

**Almuerzo:**
- Ensalada con piña.
- Pescado blanco con cebolla y patata.
- Yogur con semillas de lino.

**Cena:**
- Ensalada con arroz integral y agar-agar.
- Pollo.
- Compota de ciruelas.

6°. MENÚ

..................

*Sin agua no se limpia el intestino.*

**Almuerzo:**
- Pasta italiana con verduras.
- Sepia con guisantes.
- Yogur con semillas de lino.

**Cena:**
- Puré de verduras.
- Queso con pan integral.
- Piña.

7°. MENÚ

..................

*Las frutas secas conservan toda su fibra.*

**Almuerzo:**
- Espinacas con garbanzos.
- Tortilla de setas.
- Kiwi.

**Cena:**
- Acelgas y patatas, refritas con jamón.
- Yogur con ciruelas pasas y avellanas.

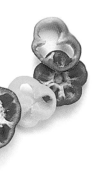

# antioxidantes y protectores del cánce

**La comida de cada día debe darle al organismo los materiales necesarios para su reparación y regeneración.**

**Nos oxidamos respirando y viviendo, por eso necesitamos sustancias antioxidantes.**

**Debemos conocer alimentos que contienen esas sustancias protectoras de las agresiones exteriores y las alteraciones interiores.**

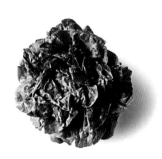

### 2°. MENÚ

*La vitamina C es gran protectora y antioxidante del organismo, auténtica defensa contra las nocivas sustancias del tabaco.*

**Almuerzo :**
- Legumbre con pimientos.
- Gambas a la plancha.
- Kiwis en zumo de naranja.

**Cena:**
- Ensalada de patata, perejil y pescado.
- Natillas con fresones.

### 3er. MENÚ

*La vitamina E evita que las grasas se alteren y se enrancien, tanto fuera como dentro del organismo.*

**Almuerzo:**
- Ensalada de col lombarda y manzana con aceite de oliva virgen.
- Lomo a la plancha.
- Frutos secos.

**Cena:**
- Lechuga con sardinas en aceite de oliva.
- Queso fresco con miel.

### 1er. MENÚ

*La vitamina A es vitalizante y reforzante de los tejidos que están en contacto con el exterior.*

**Almuerzo:**
- Sopa de calabaza.
- Pescado azul al vapor.
- Orejones.

**Cena:**
- Licuado de zanahorias y frutas.
- Tortilla de verduras.
- Yogur con compota de melocotón.

4°. MENÚ

*El selenio, un seguro contra el envejecimiento y un factor de protección contra el cáncer.*

**Almuerzo:**
- Pimientos rellenos de bacalao.
- Potaje de judías.
- Yogur.

**Cena:**
- Ensalada con aguacates y arenques.
- Requesón con piña y nueces.

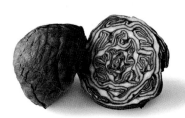

5°. MENÚ

*Los ajos y las cebollas son benefactores y protectores, maravillosas fórmulas de alquimia con sustancias antioxidantes y anticancerígenas.*

**Almuerzo:**
- Puerros gratinados.
- Pollo al ajillo.
- Sorbete de limón.

**Cena:**
- Patatas a la salsa de ajo y perejil.
- Bacalao hervido con cebolla.
- Kiwi.

6°. MENÚ

*La ciencia descubre cada día nuevos anticancerígenos en los vegetales, desde las tradicionales coles a los vistosos tomates. Es la magia de la huerta.*

**Almuerzo:**
- Menestra de bróculi con zanahoria.
- Dorada a la sal.
- Yogur con mermelada de tomate.

**Cena:**
- Ensalada de tomate y salmón marinado.
- Pastel de zanahorias.

7°. MENÚ

*Las frutas son las mejores aliadas de la salud y la juventud, maravilloso cóctel de vitaminas, minerales y sustancias protectoras. Son el mejor método de hidratar profundamente el organismo.*

**Almuerzo:**
- Espinacas con uvas pasas y piñones.
- Pulpo con cebolla.
- Macedonia de frutas.

**Cena:**
- Ensalada con piña y queso.
- Mejillones con perejil.
- Dátiles.

# muy nutritivos, con mucha energía

A lo largo de la vida, el cuerpo necesita más energía en múltiples ocasiones, principalmente para recuperarse de malos estados de salud.

Cuando hay que mantener las defensas altas, frente a virus, bacterias, incluso en diversos tratamientos, hay que ayudarse con una buena alimentación.

El aceite es el mejor comodín para aportar calorías y no perder peso. Añadirlo en todos los platos.

### 1er. MENÚ

*El pan y los cereales, alimentos básicos. Completos por sus calorías, buena proteína, vitaminas y minerales.*

**Almuerzo:**
- Ensalada con pasta.
- Hamburguesa.
- Zumo de naranja.

**Cena:**
- Puré de verduras con copos de avena.
- Tostadas con atún, tomate y huevo duro.
- Yogur con cereales y uvas pasas.

### 2º. MENÚ

*Vitamina C para poner a punto las defensas del organismo.*

**Almuerzo:**
- Ensalada de aguacates, pimientos, perejil y cebollas en vinagre.
- Berberechos y sepia con cebolla y perejil.
- Granada con zumo de naranja.

**Cena:**
- Patatas, tomate, berros y queso fresco.
- Tortilla o revuelto de perejil y espárragos.
- Kiwi.

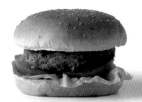

semana de menús
**muy nutritivos,**
con mucha energía

3er. MENÚ

*La vitamina antiinfecciosa es la buena
vitamina A. La encontramos en lácteos,
pescado y vegetales.*

**Almuerzo:**
- Melón con jamón.
- Pescado azul con patatas.
- Sorbete de mango.

**Cena:**
- Gratinado de nabos con bechamel.
- Filetes de bacalao.
- Yogur con papaya.

4°. MENÚ

*Sin proteínas no podemos fabricar
defensas.*

**Almuerzo:**
- Guisado de fideos con jamón.
- Besugo al horno.
- Un yogur.

**Cena:**
- Arroz salteado con palitos de cangrejo.
- Tortilla de gambas.
- Higos secos.

5°. MENÚ

*El hierro es imprescindible para sentir que
aumenta la vitalidad.*

**Almuerzo:**
- Habas y guisantes con alcachofas.
- Tortilla de hojas de remolacha.
- Un yogur.

**Cena:**
- Ensalada con maíz y filetes de caballa.
- Croquetas de jamón.
- Manzana cocida.

6°. MENÚ

*La miel, alimento sobre el que no pueden
vivir los microorganismos que atacan
la salud.*

**Almuerzo:**
- Zumo de tomate.
- Lentejas con arroz integral y bacalao.
- Manzana asada con miel.

**Cena:**
- Puré de patatas gratinado.
- Tostadas con aceite y jamón.
- Cuajada con miel.

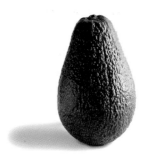

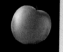

# diabéticos no insulinodependientes

Lo fundamental es no engordar. En toda obesidad hay un riesgo de diabetes.

La dieta debe ser variada, estar bien repartida y con un horario fijo.

Con una buena dieta se evitan los malos efectos secundarios de la diabetes: exceso de colesterol y triglicéridos, problemas del aparato circulatorio y de la vista.

### 1er. MENÚ

*Sin fibra no hay buen control de la diabetes.*

**Almuerzo:**
- Ensalada de arroz integral.
- Pollo con berenjena asada.
- Kiwi.

**Cena:**
- Acelgas salteadas.
- Pescado al vapor.
- Yogur.

### 2°. MENÚ

*No abusar de las frutas, son muy saludables pero aportan mucho azúcar.*

**Almuerzo:**
- Espárragos verdes salteados con ajos tiernos.
- Filetes de lenguado con champiñones.
- Veinte almendras.

**Cena:**
- Ensalada con maíz y atún.
- Yogur con fresones.

### 3er. MENÚ

*Las legumbres todos los días son mejores que las patatas para los diabéticos.*

**Almuerzo:**
- Ensalada con bacalao seco.
- Legumbres.
- Veinte almendras o nueces o avellanas.

**Cena:**
- Ensalada de endibias y palitos de cangrejo.
- Jamón curado.
- Manzana asada.

*Contra el colesterol, siempre aceite de oliva, pescado azul y frutos secos.*

**Almuerzo:**
- Ensalada con legumbres.
- Pescado azul.
- Yogur.

**Cena:**
- Sopa de verduras.
- Filetes de pavo.
- Veinte avellanas.

*Cenas ligerísimas pero nunca sin proteína, pocas calorías pero muy repartidas.*

**Almuerzo:**
- Potaje de legumbres, cebolla y calabacín.
- Sardinas a la plancha.
- Un kiwi.

**Cena:**
- Verdura cocida con atún en aceite.
- Yogur.

*La verdura es la solución para conseguir menús adecuados, por su mucha fibra y sus pocas grasas, hidratos de carbono y calorías.*

**Almuerzo:**
- Pimientos asados.
- Ternera guisada con setas.
- Frambuesas.

**Cena:**
- Alcachofas al horno.
- Tortilla de espinacas.
- Queso fresco.

*La vitamina A y el selenio cuidan la vista y evitan las cataratas.*

**Almuerzo:**
- Ensalada con zanahorias y aguacates.
- Conejo guisado.
- Papaya.

**Cena:**
- Guisantes con nabos.
- Mejillones.
- Yogur.

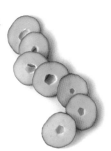

# para **dejar de fumar**

Al tomar la importante decisión de dejar de fumar, hay que organizarse una buena dieta, lo que evitará muchos problemas.

La nicotina es soluble en agua. Para limpiar el organismo, es importantísimo beber mucho, incluso días antes de dejar de fumar.

Hay que ser consciente de que dejar de fumar supone coger unos kilos de más. Sólo se puede impedir con una buena dieta y ejercicio.

### 1er. MENÚ

*La comida ha de ser una ayuda para eliminar las sustancias nocivas del tabaco. Los alimentos deben ser diuréticos, porque la vía de salida del organismo es la orina.*

**Almuerzo:**
- Puerros gratinados.
- Sepia con guisantes.
- Zumo de naranja.

**Cena:**
- Sopa de cebolla y pescado.
- Yogur con sandía.

### 2º. MENÚ

*La vitamina C tonifica el organismo y da una protección especial a los fumadores.*

**Almuerzo:**
- Ensalada de piña y queso.
- Pescado frito.
- Fresones con zumo de pomelo.

**Cena:**
- Patatas y cebollas asadas.
- Tortilla de pimientos.
- Kiwi.

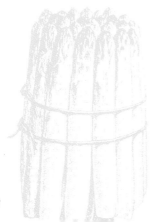

### 3er. MENÚ

*Evitar la sensación de vacío en el estómago con comidas saciantes pero no muy calóricas.*

**Almuerzo:**
- Pasta con verduras.
- Pulpo.
- Veinte almendras.

**Cena:**
- Ensalada con maíz.
- Croquetas.
- Yogur con dátiles.

### 4°. MENÚ

*Contra la ansiedad, mucha vitamina B.*

**Almuerzo:**
- Melón con jamón.
- Dorada al horno con patatas.
- Requesón.

**Cena:**
- Puré de legumbres.
- Tortilla de cebolla y atún.
- Yogur.

### 5°. MENÚ

*Hay que buscar nuevos placeres y disfrutar de la comida. Para ello se debe llevar un programa de menús, sin improvisaciones. Las precipitaciones inducen a errores.*

**Almuerzo:**
- Espárragos y palmitos con mayonesa.
- Codornices guisadas.
- Piña con crema.

**Cena:**
- Pimientos rellenos.
- Caracoles de mar.
- Frambuesas.

### 6°. MENÚ

*Para que la comida no sea un momento de tentación, combinar alimentos que no tengan sabores muy fuertes; éstos tienen que ser limpios y frescos.*

**Almuerzo:**
- Ensalada de tomate y queso fresco con orégano.
- Filetes de lenguado con espinacas.
- Sorbete de limón con menta.

**Cena:**
- Pescado con verduras al vapor.
- Yogur con plátano.

### 7°. MENÚ

*Controlar las calorías antes de que lleguen los kilos, porque engordar deprime. Sentirse bien, con un cuerpo correcto, es un estímulo más para perseverar.*

**Almuerzo:**
- Cogollos con anchoas.
- Filete de avestruz.
- Zumo de naranja.

**Cena:**
- Crema de tomate.
- Pescado plancha.
- Cuajada.

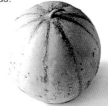

# con **poco esfuerzo**

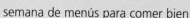

Cuando se sufre falta de tiempo, decaimiento y debilidad, hay que cuidar especialmente la comida para no caer en más problemas. En los malos momentos de la vida, el estrés se apodera del organismo y causa enfermedad. La buena comida es una auténtica defensa. Contra la depresión, la variación. Contra el desánimo, la ocupación. Hay que entrar en la cocina para preparar buenos menús casi sin tener que cocinar.

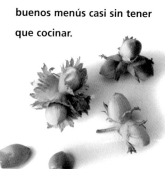

### 1er. MENÚ

*Los minerales son la sal de la vida, el abono que hace renacer.*

**Almuerzo:**
- Remolacha con filetes de caballa, palitos de cangrejo y aceitunas.
- Natillas con dátiles.

**Cena:**
- Revuelto de guisantes con cebolla y piñones.
- Yogur con manzana.

### 2º. MENÚ

*Para reforzar el sistema nervioso, vitaminas B, un tesoro que guardan los integrales.*

**Almuerzo:**
- Ensalada con arroz integral.
- Hígado de pollo con cebolla.
- Cuajada con miel.

**Cena:**
- Tostadas de pan integral con queso.
- Macedonia de frutas.

### 3er. MENÚ

*La vitamina $B_6$ es imprescindible para levantar el ánimo. Ante el agotamiento, un menú especialmente rico en esta vitamina.*

**Almuerzo:**
- Ensalada de lentejas y endibias.
- Boniatos.

**Cena:**
- Salmón con espinacas.
- Avellanas y nueces.

4º. MENÚ

*La falta de hierro causa muchos estados de decaimiento.*

**Almuerzo:**
- Tostada de pimientos y berenjenas asadas con anchoas.
- Yogur con almendras y uvas pasas.

**Cena:**
- Tortilla de espinacas y jamón.
- Queso fresco con kiwi.

5º. MENÚ

*No hay que caer en una dieta sólo de dulces, ni recurrir a ellos por no cocinar. ¡Hay tanta variedad de alimentos para escoger!*

**Almuerzo:**
- Aguacates con sucedáneo de caviar y vinagreta.
- Flan con melocotón en almíbar.

**Cena:**
- Palmitos, endibias y maíz con mejillones en escabeche.
- Queso con membrillo.

6º. MENÚ

*El chocolate es un cóctel de buenos minerales que ayuda a reforzar el cuerpo y el espíritu, pero sin abusar.*

**Almuerzo:**
- Carne guisada con chocolate.
- Granada con zumo de naranja.

**Cena:**
- Ensalada con jamón.
- Yogur con chocolate.

7º. MENÚ

*Cuando no hay nada de apetito, preparar un menú que se pueda comer sin gana y sin esfuerzo, pero nunca dejar de comer.*

**Almuerzo:**
- Patatas y pescado hervido.
- Zumo de naranja.

**Cena:**
- Puré de calabacín con queso y clara de huevo cocida.
- Jalea de frutas.

# ejercicio físico saludable

Hacer ejercicio y comer bien son claves para conseguir un cuerpo armonioso, equilibrado, disciplinado y saludable.

Todos los abusos son peligrosos. En el mundo del deporte se cometen grandes errores con la alimentación, que luego pasan factura a la salud. Cuando se desarrolla mucho ejercicio físico, lo más importante es reponer el agua y los minerales perdidos. Primero hay que beber, ya habrá tiempo de comer. En los zumos de fruta y la sal tenemos la solución.

El ejercicio es saludable, pero al consumir más calorías se producen una serie de sustancias que hay que eliminar y contrarrestar para mantener el cuerpo limpio y sano.

### 1er. MENÚ

*Antes del deporte hay que tener alimentos que proporcionen reserva de energía, no dejen un residuo ácido en el organismo y sean fáciles de digerir.*

**Almuerzo:**
- Hervido de patata, cebolla y guisantes, con atún y aceitunas.
- Pescado a la sal, con aceite.
- Macedonia de frutas frescas y secas.

**Cena:**
- Ensalada de pasta con zanahorias y remolacha.
- Tortilla de patatas.
- Yogur con manzana y miel.

### 2º. MENÚ

*Después del deporte hay que hidratar, reponer y aportar minerales.*

**Almuerzo:**
- Gazpacho.
- Carne guisada con patatas.
- Yogur con almendras y dulce de membrillo.

**Cena:**
- Ensalada con arroz y maíz.
- Croquetas de queso.
- Fruta.

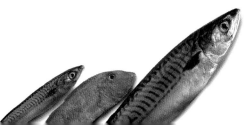

semana de menús para
un **ejercicio físico**
saludable

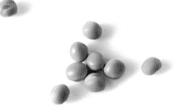

3er. MENÚ

*Cuando se practica ejercicio hay mayor necesidad de vitamina C, hierro y magnesio.*

**Almuerzo:**
- Lentejas con marisco.
- Conejo con pimientos.
- Yogur con almendras.

**Cena:**
- Sopa de pasta con queso.
- Sardinas.
- Macedonia con dátiles.

4°. MENÚ

*Cuidado con el exceso de proteínas. Cada cuerpo admite una cantidad diaria, el resto las transforma en grasa (que luego se quema haciendo ejercicio) y en urea y ácido úrico que dañan la salud, envejecen interiormente y merman la vitalidad a largo plazo.*

**Almuerzo:**
- Ensalada de legumbres.
- Tortilla de verduras.
- Manzana asada.

**Cena:**
- Puré de patatas.
- Pescado a la romana.
- Yogur con fruta.

5°. MENÚ

*Hay que cuidar los riñones, pues al hacer ejercicio tienen más trabajo. De ellos depende que el organismo se mantenga limpio por dentro.*

**Almuerzo:**
- Ensalada con pasta y piña.
- Pollo con champiñones.
- Zumo de naranja.

**Cena:**
- Hervido de patata y verdura.
- Pescado al horno con cebolla y calabacín.
- Queso fresco con miel.

6°. MENÚ

*Los hidratos de carbono son el combustible más limpio. Al hacer ejercicio se queman y no queda ni rastro; son energía ecológica para el cuerpo.*

**Almuerzo:**
- Macarrones.
- Tortilla de calabaza.
- Compota de frutas.

**Cena:**
- Arroz con tomate.
- Pescado al vapor con verduras.
- Yogur con miel.

7°. MENÚ

*El abuso de carnes y huevos es una bomba de colesterol. No sirve de nada parecer jóvenes por fuera si se está envejecido por dentro.*

**Almuerzo:**
- Guisantes salteados con jamón.
- Salmón al vapor con zanahorias.
- Arroz con leche.

**Cena:**
- Puré de verduras.
- Bacalao frito.
- Plátano.

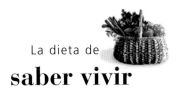

La dieta de

# saber vivir

# La dieta de **saber vivir**

*Para adelgazar con salud*

**Ésta es una copia de la dieta difundida en el programa «Saber Vivir», que TVE emite a través de su Primera Cadena y el Canal Internacional, expresamente concebida por la nutricionista María José Rosselló Borredá, a petición de los telespectadores:**

• Pretende ser el ejemplo de una buena dieta de adelgazamiento, perfectamente adecuada para que cualquier persona sana y sin problemas de salud pueda seguirla con toda garantía y seguridad. Perder más de cinco kilos debe hacerse siempre bajo el estricto control del médico de familia.

• Quien padezca alguna enfermedad tiene que ajustar «la dieta» a su problema de salud. Así, por ejemplo, los hipertensos han de comer sin sal.

• Puede convertirse en una dieta equilibrada que no adelgace y cubra todas las necesidades del organismo, es decir, conveniente para toda la familia, e incluso para las mujeres embarazadas, añadiéndole a los menús de cada día aquellos alimentos que aportan hidratos de carbono complejos, como las legumbres, las patatas, el pan, los cereales, etcétera.

• Muchas dietas de adelgazamiento, por ser muy deficitarias en nutrientes imprescindibles, son responsables de un sinfín de problemas, desde la sequedad de la piel, la caída del cabello, la sensación de cansancio y la falta de vitalidad, hasta el mal humor, el nerviosismo y la irritabilidad, que se apoderan de nuestro carácter y organismo.

• Para evitarlo, préstale mucha atención a las siguientes recomendaciones de interés general.

# la dieta de saber vivir

### 1. No se pueden suprimir los aceites.

Cada día se tomará, como mínimo, una cucharada sopera de aceite. La carencia de ácidos grasos esenciales, que aportan los buenos aceites vegetales, provoca y acelera el proceso de envejecimiento. Recuerda que el mejor aceite es el aceite de oliva virgen.

### 2. El consumo de minerales y vitaminas debe ser muy elevado.

Para ello, hay que comer a diario gran abundancia de verduras, y cada día una ración de alimento crudo en forma de ensaladas o frutas.

### 3. La dieta debe tener un alto contenido de calcio.

Lo ideal es consumir diariamente yogur y queso.

### 4. Debe suprimirse el azúcar como edulcorante.

Endulzando con sacarina o con aspartamo.

### 5. Hay que beber a diario un litro y medio de agua.

Es recomendable que se haga en forma de infusiones o caldos vegetales. Es importante empezar el día bebiendo un vaso de «caldo con limón», depurativo, diurético y mineralizante, cocinado del siguiente modo:

**Ingredientes del caldo:** 1 cebolla, 50 gramos de apio y 4 ramas de perejil.

**Preparación:** Hervir la cebolla, el apio y el perejil en un litro de agua sin sal durante unos veinte minutos. Guardar este caldo en la nevera y cada día tomar uno o dos vasos del mismo, al que añadiremos el zumo de medio limón recién exprimido.

Le ofrecemos **siete menús variados,** como ejemplo de las múltiples posibilidades que hay para elaborar unas comidas agradables y bajas en calorías.

Alimentos similares y equivalentes pueden ir dando variedad a la dieta: por ejemplo, las endibias se pueden cambiar por lechugas; los champiñones, por otras setas; las frutas, por las de la temporada que tengan un bajo contenido de azúcares; las verduras son todas recomendables; el pollo, por otras carnes blancas; los pescados y mariscos pueden utilizarse todos a lo largo y ancho de la dieta, dando sabor, alegría y salud a la comida de cada día.

Se detalla el primer menú, con unas cantidades de alimentos orientativas. Porque uno de los grandes problemas que se presentan al seguir una dieta es la incomodidad de pesar siempre la ración de alimentos. Por esta razón los otros seis menús están detallados sin cantidades. Comiendo unas raciones normales, sin pasar hambre, puede evitarse pesar diariamente cada uno de los alimentos.

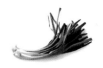

## desayuno

- 2 quesos en porciones o 40 g de queso bajo en grasa.
- 20 g. de jamón curado.
- 1 kiwi.
- 1 yogur natural.
- Café solo, té o infusión.

# lunes

## comida

366 kilocalorías

PRIMER PLATO

**ensalada completa**
(100 Kcal).
Ejemplo de ensalada:
Ingredientes:
- 50 g de col lombarda.
- 20 g de lechuga.
- 50 g de pimiento.
- 30 g de apio.
- 50 g de tomate.
- 5 g de aceite = 1 cucharada de postre.
- Vinagre o limón.

*Preparación:*

Trocear y mezclar todos los ingredientes y aliñarlos.

SEGUNDO PLATO

**pollo con calabacines**
(163 kcal)

*Ingredientes:*
- 100 g de pollo sin piel.
- 200 g de calabacines.
- Unas gotas de aceite.
- Zumo de medio limón.

*Preparación:*
Colocar el pollo, sin piel y a filetes, en una sartén o cazuela con unas gotas de aceite. Añadir el calabacín cortado a láminas finas. Cocer a fuego lento y con el recipiente tapado a media cocción. Añadir el zumo de limón y salar al gusto. Al final de la cocción, dorar a fuego vivo durante unos segundos.

POSTRE

**almendras** (90 kcal).

*Ingredientes:* 15 g de almendras crudas o tostadas, que se masticarán muy lentamente, acompañadas con un café o una infusión.

## cena

PRIMER PLATO
**crema de calabacín**
(140 kcal).

*Ingredientes:*
- 200 g de calabacines
- 1 puerro o cebolla
- 1 queso en porciones bajo en grasa.

*Preparación:*
Hervir los calabacines, con el puerro o la cebolla, en muy poca agua. Una vez cocido, triturar con el queso y servir con perejil picado.

SEGUNDO PLATO
**mejillones al vapor**
(186 kcal).

*Ingredientes:*
- 50 g de mejillones.
- 5 g de aceite.
- Zumo de limón y perejil.

*Preparación:*
Abrir los mejillones al vapor, añadirles perejil picado mezclado con el aceite y el zumo de limón.

POSTRE
**yogur natural desnatado**
(45 kcal).

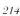

## desayuno

- 2 quesos en porciones o 40 g de queso bajo en grasa.
- Medio tomate con atún en aceite.
- 1 yogur natural.
- Café, solo o cortado, con 2 cucharadas soperas de leche; o infusión.

## comida

PRIMER PLATO
**espárragos y endibias.**
Aliñar con aceite o una cucharada de mahonesa.

SEGUNDO PLATO
**lomo de cerdo, cordero o ternera a la plancha,** acompañado con champiñones.

POSTRE
**20 almendras** y café o infusión.

## cena

PRIMER PLATO
**crema de calabacín**

SEGUNDO PLATO
**gambas** a la plancha o hervidas, acompañadas de lechuga.

POSTRE
**yogur natural**

# martes

# miércoles

## desayuno

- Tortilla de espinacas.
- Zanahorias.
- 1 yogur natural.
- Café o infusión.

## comida

PRIMER PLATO
**verdura del tiempo**
Saltear con un poco de aceite y ajo, o con unos trozos de jamón.

SEGUNDO PLATO
**pescado azul** a la plancha.

POSTRE
**yogur natural**

## cena

PRIMER PLATO
**ensalada variada**

SEGUNDO PLATO
**bacalao con cebolla**
Hervido o al horno. Aliñar con aceite o mahonesa.

POSTRE
**1 trozo de piña natural**

## desayuno

- 2 quesos en porciones o 40 g de queso bajo en grasa.
- 1 yogur natural.
- Fresones.
- Café, solo o cortado, 2 cucharadas soperas de leche; té o infusión.

## comida

PRIMER PLATO
**champiñones** salteados con ajo y perejil.

SEGUNDO PLATO
**filetes de pavo** a la plancha con pimientos asados.

POSTRE
**20 almendras,** café o infusión.

## cena

PRIMER PLATO
**cogollos** con anchoas o atún.

SEGUNDO PLATO
**tortilla de verduras.**

POSTRE
**yogur desnatado.**

# jueves

# viernes

## desayuno

- 2 quesos en porciones o 40 g de queso bajo en grasa.
- 2 tostadas de pan integral.
- 1 kiwi.
- Café o infusión.

## comida

PRIMER PLATO
**tomates con queso** fresco. Aliñar con aceite y orégano.

SEGUNDO PLATO
**calamares o sepia** a la plancha.

POSTRE
**fresones**

## cena

PRIMER PLATO
**pimiento, berenjena y cebolla** asados.

SEGUNDO PLATO
**pescado blanco** a la plancha, al horno o hervido.

POSTRE
**yogur desnatado**

## desayuno

- 2 tostadas de pan integral
- Fiambre de pechuga de pavo.
- 1 yogur natural.
- Café o infusión.

## comida

PRIMER PLATO
**alcachofas al horno**
Con un picadillo de ajo, perejil y jamón.

SEGUNDO PLATO
**pescado azul.**
A la plancha o al vapor, acompañar con zanahoria rallada.

POSTRE
**1 trozo de piña natural**

## cena

PLATO ÚNICO
**judías verdes**
Con tomate crudo y atún o pescado ahumado, o con palitos de cangrejo.

POSTRE
**yogur** con fresones o con piña natural.

# sábado

## desayuno

- Yogur natural.
- 1 pieza de fruta.
- 2 quesos en porciones o 40 g de queso bajo en grasa.
- Café o infusión.

## comida

PRIMER PLATO
**una taza de caldo**
Con trozos de pollo y queso rallado.

SEGUNDO PLATO
**conejo** al horno o a la plancha. Acompañar con tomates al horno.

POSTRE
**fresones**

## cena

PRIMER PLATO
**crema o puré de verduras**

SEGUNDO PLATO
**pulpo a la gallega**

POSTRE
**manzana** al horno o hervida.

# domingo

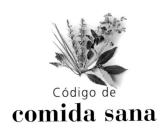

Código de
**comida sana**

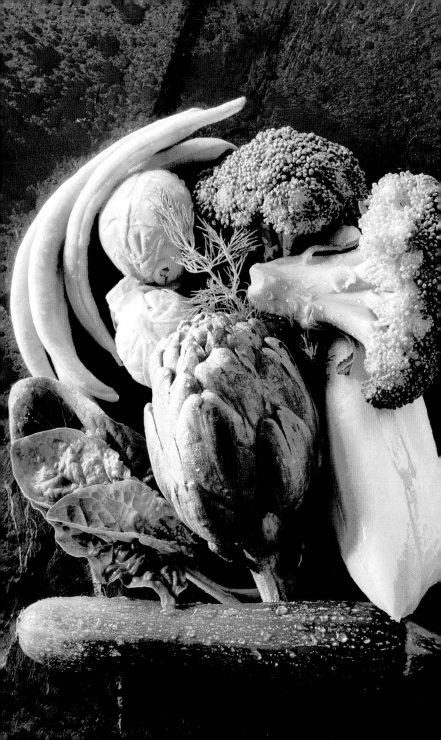

# para saber comer

CÓDIGO DE LA COMIDA SANA

## 1

### calorías, las justas, ni más ni menos

TODOS LOS ALIMENTOS PUEDEN ENGORDARTE

## 2

### aficiónate a los carbohidratos lentos

LO DULCE Y LA BOLLERÍA PUEDEN SER TU PERDICIÓN

## 3

### cuidado al escoger las grasas

QUE TU GRASA SEA EL ACEITE DE OLIVA

## 4

### en la variedad está el triunfo

COME DE TODO PARA QUE TU ORGANISMO NO PASE HAMBRE DE NADA

## 5

### protégete con vegetales

NI UN DÍA SIN VEGETALES EN TU MESA

## 6

### límpiate con fibra

UNA RACIÓN DIARIA DE FIBRA ES UN SEGURO DE SALUD

## 7

### abono de energía y juventud

EL SOPORTE DE TUS HUESOS SON LOS LÁCTEOS

# 1ª. Calorías, las justas, ni más ni menos

Porque necesita y quema más combustible un minero que un oficinista, puede y debe comer más cantidad, sobre todo de alimentos energéticos.

Sabe comer con salud quien come de acuerdo con sus características corporales (sexo, edad, peso, estatura) y la manera personal de vivir.

Dos ideas a tener siempre en cuenta:

• Por la propia evolución del organismo, y hasta de las costumbres, hay una mayor tendencia a engordar a partir de los 40 años.

• Las mujeres aumentan de peso con más facilidad que los hombres.

## Todos los alimentos pueden **engordarte**

Las calorías no utilizadas para vivir y movernos se convierten en kilos, grasa corporal.

El sobrepeso, sobre todo cuando se convierte en obesidad, es la puerta de muchas enfermedades, algunas muy graves.

Mucha gente ha caído en la trampa de las tablas de calorías, siguiendo al pie de la letra erróneas y equívocas etiquetas como «este alimento engorda y éste no».

El problema no está en consumir unos alimentos y suprimir otros, debido a que tienen más calorías por cada 100 gramos, no; de cara a la salud el conflicto se centra en la cantidad que comamos de cada producto.

Debemos descubrir por dónde se nos cuelan las calorías, y saber poner freno a lo que especialmente nos engorda, aunque se trate de alimentos valorados como muy saludables.

Todo lo que se transforma en grasa excesiva deja de ser lo que era y pasa a convertirse en enemigo de nuestra salud.

## 2ª. Aficiónate a los carbohidratos lentos

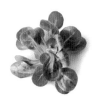

El organismo humano es muy goloso, y se lanza sobre los alimentos que llevan hidratos de carbono (azúcares) de absorción rápida, para convertirlos inmediatamente en kilos, una vez satisfecha la ración exacta que necesita para cubrir sus necesidades metabólicas.

La manera más saludable de cortar esta «gula» es llevando a la mesa otros alimentos ricos en carbohidratos, pero de absorción

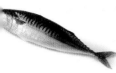

más lenta: cereales, legumbres, patatas y verduras, que la naturaleza fabrica prácticamente sin grasa.

Es lamentable y triste ver cómo en nuestra sociedad, a partir de los años sesenta, va disminuyendo el consumo de estos buenos alimentos, a la vez que ganan presencia en nuestra dieta tipos nuevos de panes y bollos, amasados con gran cantidad de grasas saturadas.

## Lo dulce y la bollería pueden ser **tu perdición**

Seguramente también en esto influye la publicidad de la televisión, que se gasta ríos de dinero para animar el mercado de lo dulce y refinado, abriéndole sobre todo el apetito y la afición a los niños.

No es progreso, y menos salud, engordar por atracarse de harinas refinadas y productos azucarados.

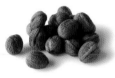

## 3ª. Alerta al escoger las grasas

Lo afirman de manera inequívoca los más avanzados laboratorios de investigación, y tiene una constatación cotidiana en hospitales y centros de salud; hay, pues, en esto unanimidad entre científicos y sanitarios: el exceso permanente de grasas de origen animal en la dieta está directamente relacionado con las dos principales enfermedades de los países desarrollados: las cardiovasculares y el cáncer.

Y claro, para que nuestro organismo enferme y destroce tristemente las esperanzas de una vida feliz y saludable, es necesaria además la contribución de otros factores: estrés, sedentarismo, tabaco y alcohol, defensas bajas, anemias, predisposición genética... No obstante, las grasas animales hacen de regazo o colchón para las dos principales averías modernas mencionadas.

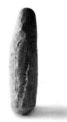

También las grasas le arriman el hombro al sobrepeso convertido en obesidad. Y por citar dos ejemplos nada más, bien conocido es que los kilos pueden ser el comienzo de una diabetes, o el mazo que está siempre encima del pertinaz dolor reumático: a más kilos, más calvario para las cuadernas del cuerpo, huesos y tejidos.

El truco consiste en darnos menos materia grasa de origen animal y más grasa de procedencia vegetal.

## Que tu grasa sea el **aceite de oliva**

Te sanará de muchas cosas y a la vez te defenderá de no pocas enfermedades.

La razón del tiempo es la mejor estadística: por muchos años de historia sabemos que en las áreas tradicionalmente alimentadas con aceite de oliva se padecieron menos las enfermedades antes citadas.

Y por obviedad científica, ya nadie osa someter a debate la absoluta hegemonía de nuestro sanísimo oro líquido.

En el mar hay también otra grasa sana peculiar: es el aceite de los pescados y en especial del azul, que aún tendría que ser más popular, no solamente por el precio sino por su mayoritario consumo. Hablando de salud para el corazón, donde esté el pescado, que se quite la carne.

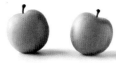

## 4ª. En la variedad está el triunfo

Porque no existe ningún alimento completo. Mejor dicho, sí, uno nada más, como se dice en algún sitio de este manual de salud, la excepcional leche materna, pero no nacimos para ser toda la vida bebés.

Debido a nuestro inexorable y afortunado destino de ser adultos, la complejidad del organismo humano y la fertilidad de la madre tierra están programadas para necesitarse y entenderse. Es la confabulación de dos instintos: el de comer para vivir y el de producir para darnos el sustento.

A lo largo de siglos de vida en este planeta, el ser humano consiguió su extraordinario desarrollo introduciendo los más diversos grupos de alimentos. Debido precisamente a esta espectacular evolución, nuestra dieta es tan extraordinaria y especial.

Múltiples y diversas son las buenas combinaciones nutritivas, como las razas y culturas, y todas enriquecen el saber mundial. Lo tristemente paradójico, a pesar de tanta sabiduría y experiencia acumuladas, es que a estas alturas gran parte de la humanidad aún esté pasando hambre y sufriendo la carencia de energía, de la tan necesaria proteína y de una sana alimentación.

Sólo variando cada día la comida que nos llevamos a la boca podremos tener la garantía de alimentarnos con salud. Haciéndolo así a nuestro cuerpo no le faltará ningún nutriente imprescindible para vivir, amar y sentir con plenitud.

Come de todo para que tu organismo no pase **hambre de nada**

Esta clave es aún más completa y saludable, haciéndole a todos los alimentos distintas faenas de cocinado: hay que comer hervido, al natural, frito, a la plancha, al horno, al vapor, crudo y en líquido.

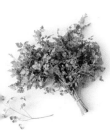

Es un buen indicio de comer sano tener predilección por los productos de temporada. Los frutos con carotenos (por ejemplo, los albaricoques, los melocotones...) nacen en primavera, cuando nuestro organismo necesita una protección adecuada para guarecerse del sol. Igual que cambia y se renueva el metabolismo de nuestro cuerpo, cada alimento tiene su estación.

Déjate llevar por los ritmos naturales del mercado: recogerás una mejor cosecha de salud y más acopio de dinero; además, los productos de temporada cuestan menos.

## 5ª. Protégete con vegetales

Un montón de enemigos invisibles, infecciones, virus y bacterias, de los que sólo tenemos noticia cuando nos hincan el diente de alguna enfermedad, se lanzan a diario sobre la salud y el medio ambiente de nuestro organismo. Y por muy banal que sea su acometida, pongamos por caso un catarro común, necesitamos defendernos.

Pero aún tenemos que sortear otras trampas, más agentes de enfermedad:

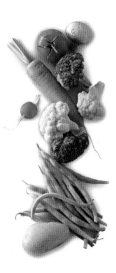

- Porque el mismo hecho de vivir significa oxidarse, ensuciarse y envejecer.
- Por vivir en un determinado entorno, que es nuestro nicho ecológico, respiramos y nos contaminamos con hábitos propios y ajenos.
- Porque la misma manipulación que hacemos de los alimentos, cocinándolos por ejemplo a altas temperaturas desencadenantes a su vez de sustancias nocivas, y los diversos tratamientos y métodos de conservación, pueden ser también un arma de doble filo para nuestra salud.
- Etcétera.

Afortunadamente, tenemos en la naturaleza unos grandes aliados para defendernos y mantenernos sanos: los vegetales. Ellos mismos son y nos dan:

- *Defensas,* elaboradas para sobrevivir durante siglos en este planeta. Son los grandes resistentes a todas las inclemencias, intemperies, ataques y catástrofes.
- *Abono* de minerales, imprescindibles para la regeneración y mantenimiento de todo el edificio corporal.
- *Alimento* ligero, depurador y nutritivo.
- *Suplemento vitamínico* inigualado e inigualable, fabricado por la Naturaleza, el mejor laboratorio del mundo.

## Ni un día sin **vegetales en tu mesa**

Son imprescindibles para acompañar los alimentos de contenido proteico animal. Te lo agradecerá todo el cuerpo, y especialmente el aparato digestivo.

La reposición permanente de muchas sustancias imprescindibles, como la vitamina C, que segundo a segundo se van gastando y destruyendo, sólo se consigue siendo constantes en la ingestión de vegetales. Sin ellos no podemos sobrevivir en el planeta Tierra.

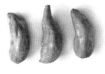

## 6º. Límpiate con fibra

El descubrimiento de la fibra como nutriente de primerísima magnitud revolucionó los conceptos clásicos de la nutrición: preocupados solamente por lo que alimentaba, no se concedía importancia a la función de limpieza que también debe tener la comida diaria.

Con el refinamiento de los cereales y la invasión de tanto producto elaborado, el ser humano de los países desarrollados fue abandonando la forma natural de alimentarse, rica en productos vegetales, y el resultado catastrófico fue la disminución drástica de la fibra, con el consiguiente aumento de muchas enfermedades.

Porque la fibra, compuesta por trozos de alimentos que no tenemos capacidad para digerir ni por tanto para asimilar, pasa a través del aparato digestivo, como esponja limpiadora, arrastrando y eliminando de nuestro organismo las sustancias nocivas más diversas.

Debes comer a diario cereales integrales, legumbres, frutas, verduras y frutos secos, porque en estos cinco magníficos grupos de alimentos se encuentra el tesoro de la fibra; no hacerlo es anticuado, y demuestra poco conocimiento de las leyes naturales.

## Una ración diaria de fibra es un **seguro de salud**

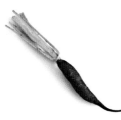

Son múltiples las enfermedades que se pueden evitar, disminuir y controlar con una dieta alta en fibra: desde el cáncer a la arteriosclerosis, pasando por la diabetes y el estreñimiento, la nueva plaga de este siglo.

Y aún tiene otros beneficios: hace que nos saciemos antes, aumenta el volumen de los platos, aligera la digestión y no aporta calorías.

## 7ª. Abono de energía y juventud

Porque lo pequeño es hermoso, también en lo más pequeño está el secreto de la vitalidad. Forman la séptima clave de este «Código para comer con salud». Son los minerales: calcio, hierro, zinc, yodo, selenio..., tantos y tan variados como existen en la naturaleza.

De algunos conocemos sus vitales funciones, es el caso del hierro: sin él no llega oxígeno a las células, nos asfixiamos, falta la vida... De otros aún estamos descubriendo su importancia.

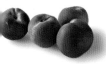

Los huesos, las glándulas, la sangre, todo el organismo necesita minerales para mantenerse, funcionar y vivir. Sí, la carencia de minerales apenas insignificantes llamados oligoelementos (oligo = pequeño), como por ejemplo el selenio, puede ser un factor de riesgo para el cáncer, así de grave. Cuántos estados de malestar, de bajo tono vital, no justificados por una enfermedad, se deben a sus carencias.

En nutrición, como en la vida, hay que aprender a darle también aprecio a lo más humilde: el perejil y el mejillón, sencillos y baratos; los frutos secos, tan clásicos..., porque nos llenan de minerales nuestros depósitos orgánicos. Una alimentación variada garantiza todo este abonado.

Y luego está nada menos que el calcio, el mineral más importante, el más vital; sin él se para el corazón y no funciona el cerebro. Por eso la naturaleza nos puso su gran reserva en los huesos, que es necesario mantener jóvenes y fuertes para evitar el declive de todo el organismo.

Pero no podemos, año tras año, vivir de rentas, gastando el calcio de nuestros huesos, porque este fondo se acabaría, y con él la salud y la calidad de vida. Necesitamos hacer un ingreso, una aportación diaria de este importante mineral, y para eso tienes los productos lácteos. Ésta es, por último, otra clave fundamental para saber comer.

## El soporte de tus huesos son **los lácteos**

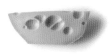

Ningún sector del ámbito agroalimentario fue tan creativo y tan saludablemente servicial como el de la leche. De cien formas la encontramos: fresca, cuajada, envasada, en polvo o mantequilla, queso, yogur y requesón. Es una mina de salud al alcance de todos los gustos y bolsillos.

# índice temático

de preguntas

# VI. LA ALIMENTACIÓN Y LA SALUD

## 1. Boca-garganta

## 2. Esófago-estómago

## 3. Intestino-estreñimiento

## 4. Hígado-vesícula biliar

## 5. Halitosis-mal olor corporal

## 6. Aparato respiratorio

CRECIMIENTO: 65, 76, 131, 159, 190, 193, 195.
CREMA: 41, 109.
CROMO: 147.
CROQUETAS: 136.
CUAJADA: 39, 64, 134, 135, 137, 195, 201, 238.

# D

DÁTILES: 156.
DELGADEZ: 148, 150, 182, 194.
DENTADURA: 38, 91.
DEPORTE: 67, 129, 248.
DEPOSICIONES: 208.
DEPRESIÓN: 2, 156, 224.
DEPURATIVA: 239, 240.
DERMATITIS: 240.
DESARROLLO: 25, 124, 189, 190.
DESAYUNO: 30, 43, 74, 120, 122, 123, 124, 125, 126, 127, 128, 129, 130, 131, 135, 154, 178, 203, 235, 238.
DESCAFEINADO: 200, 228.
DESCONGELAR: 60, 95.
DESMINERALIZACIÓN: 73.
DESNATADOS: 41, 42, 68, 69, 76, 191, 246.
DIABETES: 1, 7, 37, 68, 121, 138, 147, 231, 234, 235, 236, 237.
DIARREA: 80, 84, 200, 207, 245.
DIENTES: 67, 193.
DISACÁRIDO: 153.
DIURÉTICOS: 12, 13, 37, 79, 81, 89, 147, 214.
DULCES: 10, 16, 22, 24, 37, 39, 50, 67, 103, 138, 154, 170, 184, 185, 191, 237, 242, 250.

# E

EBULLICIÓN: 101.
EMBARAZO: 67, 134, 160, 221, 238.
EMBUTIDO: 50, 101, 103, 115, 127, 135, 157, 229, 241.
ENCÍAS: 38.
ENDIBIAS: 13, 164, 221.
ENSALADA: 1, 7, 11, 12, 16, 19, 20, 56, 90, 96, 102, 103, 108, 111, 112, 115, 117, 141, 142, 143, 145, 152, 158, 159, 167, 188, 221, 222, 223, 242.

ENZIMA: 85, 197.
ERIZOS: 54.
ESCARAS: 248.
ESCOLAR: 131.
ESÓFAGO: 135, 185, 198.
ESPÁRRAGOS: 78, 215, 240.
ESPINACAS: 16, 20, 64, 66, 115, 221, 224.
ESTATURA: 159.
ESTÉTICA: 162.
ESTÓMAGO: 5, 9, 14, 58, 82, 86, 87, 88, 97, 128, 134, 135, 170, 192, 198, 199, 200, 201, 209, 219, 238.
ESTREÑIMIENTO: 3, 38, 72, 73, 79, 80, 156, 165, 178, 202, 203, 204, 208, 230, 245.
ESTRÉS: 87, 120, 121, 208.
ESTUDIANTES: 170.
EUCALIPTO: 86.
EXÁMENES: 169, 170.

# F

FECAL: 73.
FERMENTACIÓN: 187, 203, 206.
FIBRA: 3, 5, 7, 17, 21, 38, 68, 70, 71, 72, 73, 83, 90, 91, 103, 105, 112, 115, 132, 137, 156, 157, 165, 179, 183, 187, 188, 200, 203, 206, 207, 208, 214, 216, 223, 230, 239.
FILETE: 46, 108, 139, 222.
FLATULENCIA: 13, 21, 205.
FLAVONOIDES: 190.
FÓLICO, ÁCIDO: 16, 37, 46, 114, 119, 143, 221, 224.
FÓSFORO: 35, 52, 64, 74, 169.
FRAMBUESAS: 64.
FREÍR: 12, 32, 96, 97, 100, 217.
FRESA: 64, 127, 154, 236, 239.
FRIGORÍFICO: 93, 95.
FRITOS: 11, 14, 29, 30, 32, 47, 96, 97, 127, 128, 135, 158, 159.
FRUCTOSA: 50, 111, 153, 164, 189, 234, 237.
FRUTAS: 2, 5, 24, 61, 62, 64, 79, 90, 103, 105, 110, 112, 123, 127, 129, 130, 133, 137, 144, 145, 152, 154, 156, 163, 167, 168, 169, 170, 181, 184, 185, 189, 190, 203, 204, 206, 214, 217, 218, 224, 226, 236, 237, 246, 249.
FRUTO: 109, 220.
FUMAR: 175, 249.

# G

GALLETAS: 68, 113, 150, 159, 170, 241.
GALLINA: 44, 63, 75.
GAMBA: 55, 195.
GARBANZOS: 21, 117, 221.
GARGANTA: 100, 135, 197.
GASES: 20, 203, 205.
GÁSTRICO: 88, 171, 184, 201.
GELATINA: 51, 56, 68, 206, 229.
GERMEN: 25, 213, 243.
GIRASOL: 33, 37, 102.
GLICERINA: 31.
GLÓBULOS: 143, 221, 222, 225.
GLUCOSA: 10, 27, 125, 131, 140, 153, 235.
GLUTAMATOS: 233.
GLUTEN: 113, 176, 177, 182, 188, 241.
GOLOSINAS: 37, 146, 159, 186.
GRANADAS: 236.
GRANO: 73, 188.
GRANULADO: 161.
GRASAS: 1, 14, 17, 21, 24, 26, 27, 28, 30, 33, 34, 36, 39, 41, 45, 46, 47, 49, 50, 51, 56, 59, 68, 75, 77, 78, 85, 97, 101, 103, 109, 110, 111, 113, 117, 118, 122, 127, 128, 129, 130, 134, 135, 138, 148, 151, 155, 156, 157, 158, 161, 163, 164, 165, 170, 171, 183, 189, 191, 209, 210, 212, 216, 220, 223, 226, 227, 228, 229, 230, 231, 233, 243, 245, 246, 247, 248, 250.
GUISANTES: 22, 117, 187, 240.
GUISAR: 12, 97, 99, 205, 233.

# H

HABAS: 22, 117.
HARINA: 68, 113, 159, 188, 241.
HEMATOMAS: 4.
HEMORROIDES: 3.
HERIDAS: 248.
HERNIA: 58, 88, 135.
HERVIR: 20, 51, 70, 78, 92, 99, 112, 134, 136, 143, 157, 170, 181, 200, 217, 242.
HIATO, HERNIA: 58, 88, 135.
HIDRATACIÓN: 202, 79, 86, 203.
HIDRATOS DE CARBONO: 1, 7, 9, 10, 16, 27, 37, 119, 122, 123, 129, 151, 214, 237.

HIDROGENADAS, GRASAS: 33.
HIERBAS: 83, 84, 86, 170.
HIERRO: 13, 16, 20, 37, 38, 44, 46, 49, 54, 66, 76, 104, 109, 114, 116, 137, 143, 145, 156, 167, 173, 222, 224, 245, 247.
HÍGADO: 14, 66, 114, 193, 210, 211, 219, 220, 229, 240, 246.
HIGOS: 64, 217, 236.
HIPERTENSIÓN: 12, 14, 17, 22, 78, 147, 214, 217, 228, 233.
HOJA: 221, 224.
HORCHATA: 201.
HORMONAS: 160, 162, 244.
HORTALIZAS: 206.
HUESO: 7, 59, 64, 67, 74, 82, 101, 162, 193, 218, 220.
HUEVO: 14, 44, 45, 46, 47, 63, 65, 66, 75, 104, 108, 115, 116, 117, 158, 161, 168, 172, 182, 194, 195, 225, 231, 248.

# I

INFUSIÓN: 79, 83, 84, 85, 86, 87, 88, 89, 134, 144, 150, 170, 171, 202, 203, 238.
INGREDIENTES: 56, 66, 109, 158, 161, 188, 190, 231.
INSATURADOS: 1, 75, 101.
INSULINA: 234.
INTEGRAL: 68, 70, 71, 72, 73, 103, 152, 161, 178, 183, 203, 221, 224, 225, 230, 240.
INTESTINO: 3, 14, 43, 72, 79, 83, 90, 98, 176, 178, 184, 202, 203, 206, 207, 208, 211, 223, 229, 239.

# J

JAMÓN: 29, 101, 123, 127, 133, 150, 152, 169, 171, 194, 222, 244, 248.
JUDÍAS: 21, 108, 117, 167.
JUGO: 61.

# K

KILOCALORIAS: 7, 10, 13, 14, 17, 21, 27, 28, 29, 37, 38, 39, 42, 47, 68, 107, 109, 110, 113, 117, 130, 148, 156, 157, 214.
KIWI: 3, 4, 83, 204.

# L

LACTANCIA: 144, 160, 174, 177.
LÁCTEOS: 35, 39, 43, 64, 73, 74, 123, 130, 131, 132, 134, 135, 137, 144, 167, 182, 195, 201, 220, 238, 248.
LACTOSA: 39, 40.
LAUREL: 23, 233.
LAXANTE: 4, 83, 200, 203, 204.
LECHE: 7, 35, 37, 39, 40, 41, 43, 64, 69, 74, 76, 104, 130, 131, 132, 133, 136, 139, 144, 159, 171, 174, 175, 177, 181, 182, 190, 192, 195, 201, 218, 220, 225, 238, 245, 246, 247, 248.
LECHUGA: 13, 164, 221.
LECITINA: 36, 115, 161, 169, 231.
LEGUMBRES: 14, 22, 23, 34, 66, 67, 73, 78, 101, 103, 117, 120, 140, 143, 144, 152, 157, 161, 165, 167, 168, 169, 182, 187, 188, 194, 195, 203, 205, 206, 217, 221, 224, 230, 231, 240, 241, 244.
LEJÍA: 98.
LENTEJAS: 21, 117, 167, 187, 195.
LEVADURA: 68, 120, 144, 147, 150, 194.
LICUADO: 12, 90, 91, 127, 170, 214, 246.
LIGERA: 24, 68, 111, 168.
LIGHT: 68.
LIMÓN: 63, 105, 106, 145, 209, 219, 222, 236.
LINO: 203.
LLAGAS: 196.
LOMBRICES: 98.
LUBRICACIÓN: 202.
LUISA, HIERBA: 86.

# M

MACARRONES: 139.
MACEDONIA: 169, 223.
MAGNESIO: 20, 38, 67, 109, 156, 213, 244, 245.
MAGRO: 150, 229.
MAÍZ: 113, 148, 176, 186, 188, 241, 243.
MALFORMACIONES: 221.
MAMAR: 141, 144, 165, 177, 230, 243.
MANDARINAS: 236.
MANTECA: 210, 245.
MANTEQUILLA: 1, 127, 130, 220, 246.
MANZANA: 1, 5, 6, 105, 119, 132, 134,

141, 167, 170, 171, 181, 190, 194, 204, 207, 211, 223, 236, 239.
MARGARINA: 28, 33, 68, 183.
MARISCO: 55, 57, 65, 66, 78, 145, 164, 195, 225, 244.
MASTICACIÓN: 38, 87, 90, 138, 149, 185, 205, 213, 248.
MATERNA, LECHE: 40, 76, 144, 174, 175, 177.
MAYONESA: 68, 136.
MAZAPÁN: 38, 185.
MEDITERRÁNEA DIETA: 27, 58, 118, 202.
MEJILLONES: 54, 65, 66, 78, 143, 145, 169, 244.
MELOCOTÓN: 194, 236.
MELÓN: 12, 236, 243, 246.
MEMBRILLO: 105.
MEMORIA: 115, 131, 161, 169.
MENOPAUSIA: 89, 160, 162, 163, 164.
MENSTRUACIÓN: 89, 250.
MENTA: 86, 88, 134, 213.
MENÚ: 23, 31, 47, 103, 111, 117, 135, 158.
MERIENDA: 42, 109, 123, 124, 132, 133, 136, 150, 152, 203, 223.
MERMELADA: 105, 106, 123, 127, 130, 133.
METABOLISMO: 75, 123, 151, 228, 240.
METALES: 75.
MICROONDAS: 99.
MICROORGANISMOS: 189.
MIEL: 25, 39, 86, 133, 150, 178, 189, 226, 232, 237, 247.
MIJO: 176.
MINERALES: 5, 7, 11, 12, 18, 19, 38, 43, 44, 45, 48, 55, 59, 65, 66, 67, 71, 73, 75, 76, 77, 78, 91, 104, 109, 112, 116, 126, 130, 132, 145, 147, 156, 157, 169, 193, 195, 204, 214, 217, 240, 244, 245.
MORAS: 64, 236.
MOSTO: 194.

# N

NARANJA: 61, 64, 74, 105, 106, 135, 145, 170, 171, 192, 200, 209, 212, 236, 246, 248.
NATA: 135, 191, 220, 246.
NÁUSEAS: 82.
NECTARINAS: 236.
NERVIOS: 15, 27, 120, 125, 149, 152, 156,

# U

# V

# Y

# Z

# índice de menús

para saber vivir

# índice alfabético

de preguntas

Este libro se imprimió en febrero de 2001,
en los talleres de EGEDSA S.A.
C/ Roís de Corella, 12-16
Sabadell (Barcelona)